U0200010

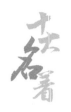

"仲景之功臣，古昔圣贤之羽翼也"。

———— 清·魏荔彤

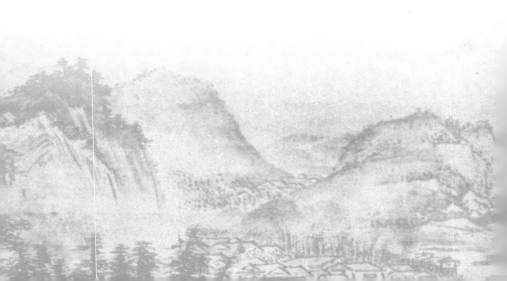

历代医家方论十大名著

绛雪园古方选注

〔清〕王子接 著 李顺保 柳 直 校注

学苑出版社

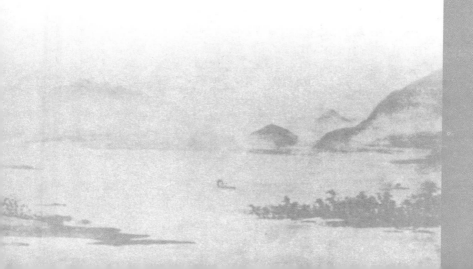

图书在版编目（CIP）数据

绛雪园古方选注/〔清〕王子接著；李顺保，柳直校注. 一北京：学苑出版社，2013.6
（历代医家方论十大名著）
ISBN 978-7-5077-4303-6

Ⅰ.①绛…　Ⅱ.①王…②李…③柳…　Ⅲ.①方书-中国-清代　Ⅳ.①R289.349

中国版本图书馆 CIP 数据核字（2013）第 122243 号

责任编辑：陈　辉
出版发行：学苑出版社
社　　　址：北京市丰台区南方庄 2 号院 1 号楼
邮政编码：100079
网　　　址：www. book001. com
电子信箱：xueyuan@ public. bta. net. cn
销售电话：010-67675512、67678944、67601101（邮购）
经　　　销：新华书店
印　刷　厂：北京市广内印刷厂
开本尺寸：890×1240　1/32
印　　　张：8.875
字　　　数：157 千字
印　　　数：1—3000 册
版　　　次：2013 年 6 月第 1 版
印　　　次：2013 年 6 月第 1 次印刷
定　　　价：28.00 元

《历代医家方论十大名著》及方剂学简史
（代前言）

一、概论

在研究、讨论、阐释方剂学发展史前，首先必须明确和界定三个基本概念，即方书、方论和类方。方书又称医方书、医方、病方、药方，含复方、单方、验方、秘方、禁方、处方及协定方、研制方等；方论又称方解、医方解、医方论、方义、方剂解析；类方即类方书或称医类方书、医方分类。三者既有区别，又有联系，后者是前者的延续、发展和提高。

方书或医方书，其概念为只言医方组成、剂量、服法，附于疾病单元之下，不言其他。医方书之优点，因附于疾病之后，"以病统方"，可以"按图索骥"，即按病索方，方便检索和临床应用，出现较早。其缺点和不足，乃只能授人以鱼。因无方论，使用者只知其然，而不知其所以然，"拘执死方以治活病"，因此不能充分体现中医辨证施治之精神，缺少随症加减之灵活，故无创新空间。

方论或医方论，亦称方义、方解、方剂解析，其概念不仅言病因病机、处方组成、剂量、功用，还要详细分析、阐释方剂的组成结构、特点、药物作用及配伍关系、方剂的适应症（应用范围）、用药方法、用药注意事项、药物的副作用及禁忌等。医方论重点突出辨证论治原则，遵循"理、法、方、药"之程序。因有方论和方解，使人知其所以然，予人应用之灵活性，授人以渔，多有创新空间。医方论的不足是不能按病索方。

类方或类方书，即医方的分类，按其不同的性质和功能分类为体例的方书。其优点即将功能相同、相类似的医方合在一起讨论之，阐述物以类聚的共性，并在共性中寻求各自个性之差异，加深对方剂性能的理解和认识。其缺点，涵盖了上述医方书和医方论两者之短。

方书、方论、类方三者合一而成"中医方剂学"，缺一不成其独立之学科。中医方剂学成为中医独立学科乃是 20 世纪 50 年代中医近代教育之事。

我们采用三条经线为轴，探讨和阐释方剂学发展史，这种阐释方剂学发展史的方法，虽是独家之言，却是掌握了方剂学发展史之精髓，经加工和精炼而成，较之众多方剂学书籍以时代为纬线的编年史式阐述法更加凸显层次分明、说理清晰及条分缕析之特点。

因我们选编和校注的是《历代医家方论十大名著》，故对医方发展史只能简述之，方论及类方发展史则是我们阐释之重点。

二、医方发展简史

东汉《伤寒杂病论》问世前，中药方剂有方无名。湖南长沙汉墓出土的医学帛书中，有《五十二病方》共载方283首，《养生方》载方79首，《杂疗方》载方21首，均无方名，命名某病方，皆是现代学者事（马王堆汉墓帛书整理小组. 五十二病方. 北京：文物出版社，1979）。甘肃武威汉墓出土的《武威汉代医简》载方36首亦有方无名（鄢卫东、李顺保. 甘肃古代医学. 北京：学苑出版社，2010）。

秦汉之际的《黄帝内经》载方12首，只有6方有名，如秫米半夏汤、生铁洛饮、鸡矢醴、小金丹、马膏、豕膏。此是中医方剂从无名到有名的过渡阶段。晋代葛洪著《肘后备急方》时尚有方无名。

东汉张仲景《伤寒论》载方113首（佚1首）、《金匮要略》载方262首（4首有方名无药），至此医方开始有方剂名，后人称其为"众方之祖"、"方书之祖"（《伤寒论集注·自序》），又称为"经方"（相对于明末清初温病方的"时方"而言），从此方剂走上有方名之路。

开始出现方书专著从唐代始，现列举主要代表作（限于篇幅）：唐代孙思邈撰《千金要方》（30卷，232门，载方5300余首）、《千金翼方》（30卷，189门，载方2900首），王焘著《外台秘要》（40卷，载方

6000 余首）。宋代王怀隐等撰《太平圣惠方》（100 卷，1670 门，载方 16834 首），宋代太医局《太平惠民和剂局方》（10 卷，14 门，载方 788 首），《圣济总录》（200 卷，66 门，载方近 2 万首），许叔微著《普济本事方》（10 卷，23 门，载方 366 首），陈言著《三因极一病证方论》（18 卷，载方 1050 首），陈自明著《妇人大全良方》（24 卷，载方 1383 首），钱乙《小儿药证直诀》（3 卷，载方 120 首）。金元时期中医进入蓬勃发展期，出现金元四大家，颇多新方书问世，限于篇幅，略之。明代朱橚编《普济方》（462 卷，载方 61739 首），王肯堂《证治准绳·类方》（载方 2925 首），张景岳著《景岳全书·古方八阵·新方八阵》（载古方 1516 首，新方 186 首）。清代经方方书出现较少，名著尤为罕见，取而代之的是温病崛起后的"时方"，以《温病条辨》为其代表，其他不一一列举，请参看《温病学全书》（李顺保. 北京：学苑出版社，2002）。

新中国成立后医方的汇编和辞典亦如雨后春笋，如彭怀仁主编《中医方剂大辞典》（北京：人民卫生出版社，1993）共载方 13 万余首，可谓集古今方剂之大成。以上医方书的共同特征，以疾病为单元，方剂附后，仅有方剂组成及剂量等而无方论和方解，即"有方无论"。医方发展史简单而明晰，是因医方仅在数量上增加，而无理论发展建树，故医史学者易形成共识。

三、医方论发展史

医方论发展史肇始说起于清代罗美所言:"有方即有柄,自仲景始也;有方便有论,自成无己始也"(《古今名医方论·凡例》),即指成无己其所著《伤寒明理方论》,又名《伤寒明理药方论》(《伤寒明理论·四卷》),此说服众。

现代有学者对罗氏说法提出异议,认为方论早于成无己,在此前的庞安时《伤寒总病论》、朱肱《活人书》、寇宗奭《本草衍义》、许叔微《普济本事方》中已出现方论。我们认为此说不妥,因此类书中的方论,一呈零星、散在状;二无系统、完整的医方论之理论分析;三尚不能构成医方论专著,故不能成为医方论学说之肇始。借此指出"方论"之名,常用有错,如日本丹波元胤著《中国医籍考》(北京:人民卫生出版社,1956)中方论共五十六卷,实为综合性医书和医方书,再如日本冈西为人著《宋以前医籍考》(北京:学苑出版社,2010)中的"仲景方论"、"诸家方论"、"小儿方论"、"妇人方论"、"外科方论"、"目科方论"、"口齿方论"等,亦非方论之书,实乃综合性医书和医方书。由此不难看出混淆医方和方论之概念而不能区别两者古就有之,可见医方论学说要让所有学者接受和赞同并非易事。

成无己,山东聊摄(聊城县)人,生于宋,卒于金，宋金时代医家，著《注解伤寒论》十卷、《伤寒明理论》四卷。《伤寒明理论》第四卷，名《伤寒明理方论》，刊行于南宋宁宗开禧元年（1205）。该书选用《伤寒论》中名方20首作方论，成氏根据《内经》中治病原则（《素问》中的"脏气法时论"、"宣明五气篇"、"至真要大论"等）、君臣佐使组方结构理论（《素问·至真要大论》），又根据《神农本草经》中的药物性能和功用（药性）及《素问·阴阳应象大论》中药物气味理论，再参照《千金方》《圣济经》等有关方药理论，结合成氏临床应用经验，详细地、条分缕析地对20首伤寒论方做了方论，阐释各方的君臣佐使、配伍机理、方剂功效、适应症等，方论在前，医方在后。《伤寒明理方论》开辟了理论联系实践的方论之先河，为后世方论奠定了基础模式。我们也应看到成氏《方论》都是针对医方个性作了详细的方论剖析，但对相类之医方的共性，尚缺乏分析和依医方性能的分类，这给后世方论的发展和提高留下了很大的空间，直至清代方弥补了此缺憾。

　　成无己的《方论》是方论肇始之说已取得众多学者之共识，倘若我们再研究、探讨成氏方论学说产生的社会历史背景，从中不难看出方论肇始之端倪。成无己生活在宋金时代，此时北宋政府对中医发展起到里程碑的作用，首对医事进行改制，成立翰林医官院系医疗行政管理机构，成立太医局系国家医学教育机构（宋徽宗时改隶属国子监），太医局主管医疗教育并负责太医局和全国的医学考试，其中考题、考场、阅卷、评分、公布成绩、降级或录用均由太医局主管主办。南宋太医局何大任成安大夫将北宋崇宁时期后多场考试试卷及标准答案撰成《宋太医局诸课程文格》（李顺保. 北京：学苑出版社，2007），书中共有9届考试题，其中8次考试题中都有一道论方义考题，从其标准答案可见其方论分析既全面又系统，文字流畅（因篇幅所限而不能举例）。这说明方论在宋代已作为必修课出现，且已成熟，全国习医者必备之，而成氏生活在宋金时期，定受其影响，而作《伤寒明理方论》亦在情理之中。从上可见，中医方论应肇始于北宋徽宗（1101~1127）时代无疑。

明代吴昆，字山甫，号鹤皋，又号参黄子，安徽歙县人，明代医家，著《医方考》《吴注黄帝内经素问》《脉语》《针方六集》等书，其中《医方考》流行甚广。《医方考》系医方论著作，六卷，刊行于明万历十二年（1584）。《医方考》收集明代前临床常用方剂671首（除去重复，实568首），按疾病分72门，每门之下列医方若干。在各门医方之前皆先以概说其病因、病机，然后汇类方于门下，逐方列出方药及主治，后再予方论，每方论说，吴氏均"考其方药，考其见证，考其名义，考其事迹，考其变通，考其得失，考其所以然之故，非徒苟然志方而已"（《医方考·序》），也就是说，对每一首医方必须阐明其方名、组方结构、药物效能、方义功能、适应症、辨证加减、副作用及禁忌症等理论分析，其理论分析上溯《内经》《伤寒论》，下逮金元四大家之著，及诸其他如《千金方》《普济本事方》等，此外尚有吴氏的临床经验和心得，使学者知其所以然，融会贯通，应用时得心应手，诚如方时化在序中所言："入方之内而游方之外"，"无方而有方，有方而无方，其斯大医之门，蹈道之径也"。《医方考》是继《伤寒明理方论》后又一部医方论之名著，汪昂赞曰："吴鹤皋之《医方考》，分病列方，词旨明爽，海内盛行"（《医方集解》凡例）。

　　清代时期，医方论走上新兴发展阶段，先后出现医方论著作八部之多，不仅在数量上，而且在质量上都有明显提高，医方和医方论逐步结合成方剂学雏形。

　　清代柯琴，字韵伯，号似峰，祖籍浙江慈溪人，后迁居江苏常熟，清初医家，著《伤寒论注》《伤寒论翼》《伤寒附翼》，三者合之为《伤寒来苏集》，著于清康熙八年（1669），刊行于清康熙十三年（1674），其中《伤寒附翼》实为《伤寒论方论》，该书选用《伤寒论》101首经方，详解方论。该书仍宗《伤寒论》六经分法，在每经前均冠以"某经方总论"，先总概说其方论，后依方逐解。每方解均论及病因、病机、病候、主治、君臣佐使结构、药物效能、药理作用、辨证加减、应用说明、副作用及禁忌症等。该书方论阐释全面，既有广度又有深度、条分缕析、层次明晰，系伤寒方论中佼佼者，叶天士赞曰："能独开生面，可为酬世之宝"（《伤寒附翼》叶序）。后世方论学专著常引用之，如《古今名医方论》《删补名医方论》等。

清代罗美，字谈生，号东逸，安徽新安人，后迁居江苏常熟，与柯琴至交，清代医家，著《古今名医方论》《古今名医汇粹》《内经博议》。《古今名医方论》四卷，刊于清康熙十四年（1675）。该书选用清以前名医方书中 154 首（不含附方 6 首），方论共 190 则。各方下所列方论除罗氏之论外，多数摘录柯琴（韵伯）、喻嘉言、张路玉、吴昆、李士材、程郊倩等十数人之方论，其中以引录柯韵伯为最多，或一方一论，或一方数论，或数方合论，各具特色，阐释君臣佐使配伍法度、方名含义、适应症、相类之方其异同等，因该书是引用摘录古今名医的方论，故质量上乘，为后世学者所推崇。由于罗氏在该书"凡例"中首先提出"有方即有柄，自仲景始也；有方更有论，自成无己始也"之论说，引发现代学者对方剂学发展史之研究。

清代汪昂，字讱庵，安徽休宁人，清代著名医家，著《医方集解》《素问灵枢类纂约注》《汤头歌诀》

《本草备要》等书，其中《医方集解》刊行于清康熙二十一年（1682）。《医方集解》的主要（功勋删）成果是首创新的医方功能分类法，该书汇集正方378首，附方521首（含救急良方），共899首，按其医方功能分成21类：补养、发表、涌吐、攻里、表里、和解、理气、理血、祛寒、清暑、利湿、润燥、泻火、除痰、消导、收涩、杀虫、明目、痈疡、经产。后附救急良方，突破了"按病列方"、"治则分类"的旧模式，提高和完善了中医方剂学的分类体系，是方剂学发展的里程碑。《中国医籍通考》赞许："是书既出，遂为后世方剂学之圭臬，清民医家，无不人手一册"。汪氏方剂分类法，不仅在后的《成方切用》《医方论》《成方便读》等名著所习用，直至今日中医院校的教科书《方剂学》所沿用，虽有少许差异，但分类法的原则未变，是其一；其二，该书的方解内容甚广，始自方剂来源、方剂功能，再述方剂组成、用药方法、服法等；其三，方解之度甚深，上自《黄帝内经》《伤寒论》，下逮金元四大家，汇集数十家名医方论，又结合自己心得，详尽方解，达到前无古人之境地。汪氏在"凡例"中言："先详受病之由，次解用药之意"，"虽名方解，然而病源脉候，脏腑经络，药性治法，罔不毕备，诚医学之全书，岐黄之捷径也"；其四，该书之长，在于辨证论方，理论联系实践，重在指导临床应用。费伯雄《医方论》赞语："当时之时，每以《医方集解》一书奉为枕秘"。该书已尽善尽美，但因"兹集药过二十味以上者，概不选录"，诸如至宝丹、苏合香丸、紫金锭等急救之药缺如，诚然瑕不掩瑜。

清代王子接，字晋三，号沧州，江苏吴县人，清初四大名医（叶天士、薛生白、徐灵胎）之一，著《绛雪园古方选注》《绛雪园得宜本草》《伤寒古方通》《伤寒方法》等书。《绛雪园古方选注》又名《十三科古方选注》，成书于清乾隆七年（1742）。该书选录《伤寒论》113方及其他医方共324首，上卷伤寒论方分和、寒、湿、汗、吐、下六剂，下卷分内科、女科、外科、痘疹科、眼科、耳鼻科、咽喉科、折伤科、金簇科等按病列方。每方均先列医方组成、服法，后缀医论，对各方方义、药物性味、组方配伍、医方主治及功效、随症加减等均加详细阐释其所以然，做到"显微阐幽，申明其方之中矩，法之中规"，以至"刚柔有变，约制有道"之境，其方解亦多发前人之未发，故后人章虚谷《医门棒喝》、王孟英《温热经纬》亦多引用，清代医家魏荔彤赞曰："仲景之功臣，古昔圣贤之羽翼也"。

清代吴谦，字六吉，安徽歙县人，清代名医，官至太医院院判，与刘裕铎等奉敕编纂《医宗金鉴》，该书系由政府组织编写的大型医学丛书，刊于清乾隆七年

（1742），《删补名医方论》系该书卷 26 至卷 33，共八卷。《删补名医方论》"博集《金匮》《千金》《外台》诸书及王好古、李杲、刘完素、朱震亨、张从政、薛己诸方之佳者"，正方 192 首，附方 10 首，"采录成编"。吴氏认为"方论始于成无己，近代则有吴昆、李中梓、柯琴、汪昂诸家"，吴氏又认为"医方虽各有发明，但其间或有择焉未精、语焉未详者"，故"复推其立方之意，综其简要，删繁补阙，归于明显，名之曰《删补名医方论》，以绍示来兹"。《删补名医方论》选方精当，重在实用；方论则选用诸家名医之金科玉律，复加吴氏"发其余蕴，补其未备"，因此水平上乘，备受关注，乃成清代及民国初年的医学教科书。缺憾一点是方剂无分类。

清代吴仪洛，字遵程，浙江海盐人，清代医家，著《本草从新》《伤寒分经》《成方切用》等书。《成方切用》十三卷，刊于清乾隆二十六年（1761）。吴仪洛鉴于《医方集解》"专录古方，未及新方"之弊，故收录古今医方 1102 首（正方 656 首，含《内经》方 12 首，附方 446 首），较《医方集解》多 227 首。医方分类为 23 门类：治气、理血、补养、涩固、表散、涌吐、攻下、消导、和解、表里、祛风、祛寒、消暑、燥湿、润燥、泻火、除痰、杀虫、经带、胎产、婴孩、痈疡、眼目等，附急救门，宗《医方集解》医方分类法，其编写体例亦宗《医方集解》。医方论则宗"医贵通变，药在合宜"之旨，对《医方考》《医方集解》等书作了删补，以"禀诸经以观其合，订之证以发其微"，希冀其全，最终达到"详求夫望闻问切，而证因莫能遁也；深悉于气味阴阳，而药性剖其微也"。"然后经之以法，纬之以方，从斯集而合离变化焉，自迎刃而中肯綮"之境界。

清代费伯雄，字晋卿，江苏武进人，清代医家，著《医醇賸义》《医方论》等书。《医方论》四卷，刊于清同治四年（1865）。该书方剂分类为补养、发表、涌吐、攻里、表里、和解、理气、理血、祛风、祛寒、消暑、利湿、润燥、泻火、除痰、消导、收涩、杀虫、明目、经产等二十类，基本与《医方集解》雷同。该书但取《医方集解》所选正方，共 358 首，一方一论，逐加评论，其他主治功效、加减应用等，一概不录，由博返约，似为纯方论之书。

清代张秉成，字兆嘉，江苏武进人，清末医家，著《成方便读》四卷、《本草便读》四卷、《脉诊便读》一卷。《成方便读》成书于清光绪三十年（1904），刊行于1933 年，上海千顷堂书局首刊。该书仿汪昂《医方集解》体例，医方分补养、发表、攻里、和解、理气、理血、祛风、祛寒、清暑、利湿、润燥、清火、除痰、消导、收涩、治疟、杀虫、治目、外科、经产、小儿等 21 门类，载方近三百首。由于该书成书较晚于清末 1904 年，故较前九本方论有可取之处，即收载了《温病条辨》和《温疫论》中的温病名方 16 首，如银翘散、达原饮等，其阐释较原著为佳。前九本方论选方，皆以《伤寒论》《金匮》、金元四大家名方为主。而该书则多收录温病名方，可谓与时俱进矣。该书在各类方之前设有总论，阐述其病因病机、类方治则、方药功用等，各方前均采用七言歌诀表达药方组成及主治要点，朗朗上口，极便记诵。各方后再作详细阐释，对君臣佐使之配伍结构、辨证加减、适应症范围等反复论证，说理透彻，通俗易懂，为初学医方者入门之书。

四、医类方书简史

明代前，医方分列于伤寒六经或疾病单元之后，按病列方，严格意义上讲，尚非医类方书。

医方分类自明代张介宾始，至清代汪昂分类法日臻成熟，延至今《方剂学》而采纳。

明代张介宾，字景岳、会卿，浙江绍兴人，明代著名医家，著《类经》《类经图翼》《类经附翼》及《景岳全书》等。张氏在《景岳全书》中，撰有《古方八阵》和《新方八阵》，前者选录明前医籍中医方 1516 首，后者系作者以己意化裁制定的新医方 186 首。张氏突破明代前按病列方的模式，首创"补、和、攻、散、寒、热、因、固"的八阵分类法，即按医方的主要功能及其治法分为八类，张氏阐述八阵："补方之剂，补其虚也"；"和方之剂，和其不和者也"；"攻方之剂，攻其实也"；"用散者，散表证也"；"寒方之剂，为清火也"；"热方之剂，为除寒也"；"固方之剂，固其泻也"；"因方之剂，因其可因者也"。张氏分类法开创了按方性能的分类法，以法统方，给后世医方分类予启迪，其重要意义在此。《古方八阵》和《新方八阵》只能算是按医方性能的一种新分类法，尚不能称是医方论专著，何以言之？一是，仅在《新方八阵》前对八阵作了总的概说和纲领性分析，而未能对各医方作具体方论。二是，在《古方八阵》的各阵后所列医方也仅有医方主治、医方组成和服药方法，在《新方八阵》中，仅对各方后列有随症加减法。三是，因其无方论，不符合前述医方论学说之定义。

　　明代张景岳前，医方均以病列方，并无医方独自分类。虽然疾病分类有所不同，但以病列方未变，如唐代孙思邈《备急千金要方》的脏腑分类，宋代陈无择《三因极一病证方论》的三因疾病分类等。在此之前，上溯至《内经》的大、小、奇、偶方及后的"七方"、"十剂"、"十二剂"等，均以医方组成及治法分类，仅见其理论叙说，未见其按此分类的方书。直至清代汪昂的《医方集解》才完成医方按其性能的方剂学分类法，上已述及，不再赘述。嗣后的《成方切用》《成方便读》等，继承了汪氏分类法，仅略有增删而已。在清代尚出现按"风、寒、暑、湿、燥、气、血、痰、虚、实"病因分类的《食愈方》（石成金著），按脉象浮、沉、迟、数四部分类法的《古方考》（龙柏著），按八卦规律分类的《易成及易成方》（思年著），按草部、木部、数目部、天地部、飞走杂物部、金石部、定名部等分类的《医方便查》（吴大珍著），按十二剂分类的《时方歌诀》（陈修园），按八阵分类的《新编医方汤头歌诀》等，但不是主流，亦未被后世所采纳。

明末后我国医学界又一支温病学异军突起，创立众多温病学方剂，后人又亦称"时方"，此时的方论皆随其温病学著作应运而生，罕见专著刊行。

五、方剂学诞生

民国后，各地（尤以江浙为著）民间创办中医学校兴起，开始编写中医药教材，最早出现的《方剂学讲义》是1927年卢朋为广东中医药专科学校编写的教材，嗣后各中医学校相继编写出《中医方剂学》教科书。

新中国成立后，中医事业得以蓬勃发展，多省（自治区）相继成立中医院校、中医医院和中医研究院所。各中医院校统一教材均由卫生部组织编写，其中就有《方剂学》，各中医院校相应成立方剂学教研室（组），至此，方剂学已成为独立一门学科而建立。

2005年由卫生部界定方剂学定义："方剂学是研究治法与方剂配伍规律及临床运用的学科"（中医药学名词审定委员会审定．中医药名词．北京：科学出版社，2005）。

《方剂学》的医方分类仍宗《医方集解》，略加调整而规范，每章（类）方剂前均冠概说，每正方下列方名、来源、组成、用法、功用、主治、证治机理、方解运用、附方、方论选录、医案举例、方歌等项。历届所编写的《方剂学》分类及分项大同小异。至此医方、方论和类方合三为一而成方剂学一门学科。

六、选编《历代医家方论十大名著》之意义

《方剂学》是一门独立学科，是介于中医基础医学和中医临床医学之桥梁，是箭与弓的关系，舍方剂学，临床医学则成无矢之弓，茫然不知所措，可见方剂学系中医学之中流砥柱。

为配合《方剂学》的教学和《方剂学》之研究，促进方剂学不断提高，同时对方剂的临床应用具有指导意义，我们精心选编了《历代医家方论十大名著》，并作详尽校注，以利读者阅读。

我们精选历代名医方论十大名著并搜集成系列丛书乃是创举，开辟了一道完整系统地了解医方论，提供学习和研究之捷径。《历代医家方论十大名著》即：《伤寒明理方论》（金·成无己）、《医方考》（明·吴昆）、

《伤寒附翼》（清·柯琴）、《古今名医方论》（清·罗美）、《医方集解》（清·汪昂）、《绛雪园古方选注》（清·王子接）、《删补名医方论》（清·吴谦）、《成方切用》（清·吴仪洛）、《医方论》（清·费伯雄）、《成方便读》（清·张秉成）。

《历代医家方论十大名著》应是《方剂学》教师必备参考书，有助于提高教学水平。新世纪全国高等中医药院校七年制规划教材——《方剂学》（李冀. 北京：中国中医药出版社，2006）共选正方215首、附方189首（共404首），分18章（门），该书【方论选录】引用和选录了54本古医籍中258条注，而我们选注的《历代医家方论十大名著》被引用161条注，占【方论选录】62.4%，故《历代医家方论十大名著》的应用价值不言而喻矣。

各书版本选择、校注事项等，见各书的"校注说明"。

因我们的水平有限，错误之处在所难免，敬请专家学者、读者们指正！

海陵李顺保写于金城苔花斋

2012 年 6 月 26 日

校 注 说 明

《绛雪园古方选注》系清代医家王子接所著，撰于清雍正十年（1732）。

王子接，字晋三，号沧州，今江苏吴县人，生于顺治十五年（1658），约卒于乾隆初年。除撰写《绛雪园古方选注》外，尚著有《绛雪园得宜本草》一卷、《伤寒古方通》六卷、《伤寒方法》二卷等书。

《绛雪园古方选注》又名《十三科选注》《古方选注》，三卷，共选注古方334首（含数首重复者）。

《绛雪园古方选注》存世版本有：乾隆二年介景楼刻本，现藏于国家图书馆、北京大学图书馆、中国中医科学院图书馆、故宫博物院图书馆等30家图书馆；行素堂刻本，现藏于山东省图书馆、山西省图书馆、苏州医学院图书馆等；绿荫堂本，现藏于中国中医科学院图书馆、北京中医药大学图书馆等24所图书馆；扫叶山房刻本，现藏于国家图书馆、中国科学院图书馆、中国医学科学院图书馆、首都图书馆、中国中医科学院图书馆等47所图书馆；上海千顷书局石印本；上海进化书局石印本，此外见《四库全书》本、《宗圣要旨》

本等。

本次校注《绛雪园古方选注》，选用行素堂刻本作底本，选用介景楼刻本作参校本，以原著中引用的著作为旁校本，以及参校绿荫堂刻本、扫叶山房刻本等。

原书为繁体字竖排本，今改用简化字横排本，并加现代标点符号、断句、分段。对古体字、假借字、异体字等，一律改用现代通用字。

原书目录均在各科方论前，今统一移排于卷首。书末"祝由科"和"符禁科"二节，均系迷信且与方论无关而予删除。

原书中的书名、人名、生僻字、药物别名、引用错文、衍文、错别字等，均出校注。各刻本中出现互异处，均校注说明。

海陵李顺保写于金城茗花斋

二〇一二年六月

目　录

① 栀子干姜汤：《宋本伤寒论》同，行素堂本作"山栀子干姜汤"，
互参。

---

① 烧裈散：行素堂本无此汤。

---

① 山茱萸：介景楼本作"吴茱萸"，系别名，互参。

---

① 婢：两版本皆作"脾"，误，今据《金匮要略》改。

① 猪苓汤：行素堂本缺，今据介景楼本补。

中　　卷

内科 …………………………………………………… （77）

① 蜜煎导法（附）：行素堂本缺，今据介景楼本补。

② 生铁洛：行素堂本作"生铁洛"，互参。

---

① 百合知母汤：行素堂本无此方，今据介景楼本补。
② 百合鸡子汤：行素堂本无此方，今据介景楼本补。

---

① 生脉散：行素堂本无此方，今据介景楼本补。

---

① 猪肚丸：行素堂本无此方，今据介景楼本补。

下　卷

17

绛雪园古方选注

吴壶济世千秋业

魏　序

　　夫士君子立言，不有实学，焉能附于古圣贤之末？非有卓识，又安能窥夫古圣贤之心？余尝披阅医方，而考各家注释，欲求溯其源、抉其微者，不少概见，盖方之微妙窅①奥，非一言可蔽。其于经络异手足、药品配气味、补泻分寒热，苟未能扼其要旨，而谬为注解，谓可上契往哲②，下示来兹，乌乎信哉！且轩岐以后，代有良方，而神明变化，莫过于仲景。读其一百一十三方，三百九十七法，悉从和、寒、温、汗、吐、下六剂中化出，分条共贯，有造化生心之妙。乃今之医，徒务涉猎，而于立方精义，往往习焉不察，无异买椟还珠，鲜有得其要者。东吴王子晋三，以通儒而深研医理，挟术以游，全活不可数计。盖从事于斯者垂五十年，深思力学，得之有素。于仲景之书，如探珠赤水，独得颔下一颗，集成《古方选注》三卷，十三科靡不备录，阐幽发隐，各极其微，虽不皆仲裁景之方，要皆与仲景之

---

　　① 窅（yǎo）：幽深，深奥。
　　② 哲：原书作"拓"，误，今据介景楼本改。

旨默相契合者。余于戊戌①岁监司京口②，一见若有夙契，抵③掌而谈，颇惬素心。罢官日，侨居吴门④，又时相往还，期与共明斯道。辛亥春，出是稿相示，其所注汤液，句栉⑤字比，而力阐乎立方命意之所以然，展卷再三读，心开目明者久之。愧余自束发以来，即好轩岐之学，于帖括吏牍之暇，尝取《灵》、《素》、《伤寒》、《金匮》诸书为之注疏，自以为得古人之万一。今观王子所选注，又觉珠玉之在前矣，殆仲景之功臣，古昔圣贤之羽翼也，以之砭俗学而示来兹，其中流之一壶也。夫余耄矣，一官去守，匆匆北归，不能更与王子把臂朝夕，疑义相析，不胜黯然。书此为序，兼志别焉。

时雍正辛亥⑥季春⑦年家⑧
弟柏乡魏荔彤⑨念庭氏题

① 戊戌：康熙五十七年，1718 年。
② 京口：江苏省镇江市古地名。
③ 抵（zhǐ）：拍，击。原书作"抵"，误，今从文义改。
④ 吴门：苏州之古名。
⑤ 句栉（zhì）：梳理句子。
⑥ 辛亥：雍正九年，1731 年。
⑦ 季春：春三月。
⑧ 年家：科举时代称同年登科者互称"年家"。
⑨ 魏荔彤：字念庭，河北柏乡（今赵县）人，清代医家，著《伤寒论本义》《金匮要略本义》等书。

自 序

　　尝读《周礼》，疾医掌养万民之疾病，以五味、五谷、五药养其病，以五声、五气、五色视其生死，岁终则各书其所，以入于医师，盖至慎也。顾通其学实难，苟师心自用，而不准乎古人之成法，患在不学。泥一成之法，而欲强人之病以就其说，患在胶执。二者交讥，其于医道日以傎①矣。余制举之余，从事于医，力学者二十余年，燃松继晷②，研寻古训，所撰《脉色本草伤寒杂病③》一书，自谓有得，迨年逾五十，始窥古圣贤奥，乃知从前急于著书，尚觉鲁莽，深自愧悔，尽付之火，然立言明道之心，至老未能或忘。追溯上古，神农辨药性，轩岐著《灵④》、《素⑤》，伊尹⑥、巫咸作《汤液》，扁鹊解《八十一难⑦》，皆医中上圣，莫或俪⑧焉。

---

　　①　傎（diān）：颠倒错乱。

　　②　晷（guǐ）：日影。此指白天。

　　③　脉色本草伤寒杂病：作者自毁，付之一炬，已佚。

　　④　灵：《灵枢经》之简称。

　　⑤　素：《内经素问》之简称。

　　⑥　伊尹：商代人，相传为汤王厨师，后任宰相，精于本草，创立汤剂。

　　⑦　八十一难：《难经》之别称。

　　⑧　俪（lì）：并列，相比。

至东汉张仲景著书一十六卷，其《伤寒论》申明六经治病，采择祖方，化成一百十三方、三百九十七法，处方则一成而不易，用法则万变而不滞，上绍轩黄，下开来哲，犹马迁①之于文，子美②之于诗，平原之于书，可谓兼先圣之长，其医学之集大成者乎？厥后唐王冰始有注释，宋钱仲阳③发议论，迨成无己④有《方解》，吴鹤皋⑤有《方考》，柯韵伯⑥有《名医方论》，国朝汪韧庵⑦则集众说而成注，递相祖述，辅翼前人，厥功伟矣。独于方之有矩，法之有规，犹鲜有旁推交通之者。夫用药之道，等于用兵，废孙吴⑧之法，而曰我善为阵、我善为战，乌合之众，其不足为节制之师也明矣。然车

---

① 马迁：司马迁，西汉史学家、文学家、思想家，任太史令，著《史记》名著。

② 子美：杜甫，字子美，唐代著名诗人，著《杜工部集》。

③ 钱仲阳：钱乙，字仲阳，山东东平人，北宋著名儿科学家，著《小儿药证直诀》。

④ 成无己：金代医学家，著《注解伤寒论》《伤寒明理论》《方论》等医书。

⑤ 吴鹤皋：吴昆，字山甫，别号鹤皋，安徽歙县人，明代医家，著《医方考》《脉语》《吴注黄帝内经索问》《针方六集》等书。

⑥ 柯韵伯：柯琴，字韵伯，号似峰，江苏常熟人，清初医家，著《伤寒来苏集》，其中《伤寒附翼》二卷，专论《伤寒论》方。《名医方论》即《古今名医方论》，系清代罗美著，非柯韵伯著作，作者误记。

⑦ 汪韧庵：汪昂，字韧庵，安徽休宁人，清代著名医家，著《医方集解》《素问灵枢类纂约注》《汤头歌诀》《本草备要》等。

⑧ 孙吴：孙武和吴起，均系战国军事家，孙武著《孙子兵法》，是我国最早最杰出的兵书；吴起著《吴起》四十八篇，已佚。

战之制，房琯①用之而卒以致败，则神明变化之用，终有未尽也。余不敏，窃选古方之合于三方、四制、十剂者，为之显微阐幽，申明其方之中矩，法之中规，刚柔有变，约制有道。治三焦则分大小之制，处铢两则分多寡之数。其间辨五行之生化，察天时之温严，审人事之阴阳虚实，与夫药性之君臣佐使，无不调而剂焉。所谓运用之妙，存于一心，皆古人未发之蕴，而犹不敢参以臆说也。盖医之精义，皆具于书，顾世人习焉而不察耳，因厘②为三卷。上卷独明仲景一百一十三方、三百九十七法，中、下二卷发明内科、女科、疡科、幼科、眼科及各科之方，末附杂方药性，名曰《古方选注》。虽不敢谓有当于立言之业，然古人之书本可以不朽，而余得疏通推阐于后，则质之古人，或不至以余言为缪戾，而于《周礼》疾医之旨，殆亦有合也夫！遂书之以为序。

雍正十年③九月望后六日古吴王④

子接晋三序并书时年七十有五

---

① 房琯：唐玄宗时官文部尚书，安禄山造反时，自请领兵讨逆，战于陈涛斜，全军覆没。喜好虚言浮夸，纸上谈兵。

② 厘：整理修订。

③ 雍正十年：1732 年。

④ 古吴：今江苏苏州地区吴县。

《绛雪园古方选注》条目

　　仲景《伤寒论》辨六经为病，非辨风寒也，其方亦以上下、表里、寒热为治，非专治伤寒也。和、寒、温、汗、吐、下六者为祖方。盖方之有祖，犹字之有母，由兹或复或减，或因或变，扩成一百一十三方，井井有条，丝丝入扣。标而出之，窃谓心有所得。及观柯韵伯《伤寒论翼》具载靡遗，可谓先得吾心之所同然者矣。

　　桂枝汤，和剂祖方也。

　　白虎汤，寒剂祖方也。

　　四逆汤，温剂祖方也。

　　麻黄汤，汗剂祖方也。

　　栀豉汤，吐剂祖方也。

　　承气汤，下剂祖方也。

　　栀豉汤、瓜蒂散，宣可决壅也。

　　五苓散、十枣汤，通可行滞也。

　　附子汤、理中丸，补可扶弱也。

　　陷胸汤、承气汤、抵当汤，泄可去闭也。

　　麻黄汤、葛根汤，轻可散实也。

　　龙骨牡蛎汤，重可镇怯也。

石脂丸、桃花汤，涩可去脱也。

猪胆导、蜜煎导，滑可去着也。

麻黄连翘①赤小豆汤，燥可去湿也。

黄连阿胶汤，润可去枯也。

白虎汤，寒能胜热也。

白通汤、四逆汤，热可制寒也。

桂枝汤，解肌表之汗，是宣发形肉之阳气也。

麻黄汤，发经络之汗，是疏通血脉之阴气也。

葛根汤，解肌肉之汗，是升提津液之清气也。

大青龙汤，泄胸中之汗，清内扰之阳气也。

小青龙汤，发心中之汗，涤内蓄之水气也。

麻黄汤，邪伤营而不伤形者，竟发汗以散邪也。

桂枝汤，邪伤卫而已伤形者，服之歠②粥渍形以为汗也。

麻黄细辛汤，用附子升肾液以为汗也。

附子汤，用人参固肾液以止汗也。

柴胡汤，重用寒凉，阳经之邪不欲其太升也。

乌梅丸，重用辛热，阴经之邪不欲其太收也。

麻黄汤，病从外之内者，仍治其外也。

栀豉汤，病从内之外者，仍调其内也。

———————

① 翘：介景楼本作"轺"，同。

② 歠（chuò）：羹汤。

桂枝汤，病虽入里而表症仍在者，当先和其表也。

调胃承气汤，症虽有表而里症甚者，当先调其内也。

大柴胡汤、小柴胡汤，从半表半里者，当和其内外也。

小柴胡汤，治轻邪在腠理。

大柴胡汤，治浊邪入募原。

桂枝汤，仅解太阳初感之邪。

柴胡汤，可调三阳半表之症。

麻黄附子汤，治邪从阳分注经之症。

附子汤，治邪从阴分内注于骨之症。

小青龙汤，治表热里寒。

大青龙汤，治表寒里热。

四逆散，解少阴里热。

当归四逆汤，散厥阴表寒。

通脉四逆汤，救少阴亡阳。

茯苓四逆汤，救太阳亡阴。

白虎汤、承气汤，存中焦之阴，以和胃气。

白头翁汤、四逆散，救下焦之阴，以清脾气。

麻黄附子细辛汤、黄连阿胶汤、甘草汤、桔梗汤、猪肤汤、半夏汤、苦酒汤，治阳邪伤少阴之阳。

桃花汤、猪苓汤，治阳邪伤少阴之阴。

附子汤、吴茱萸汤，治阴邪伤少阴之阳。

通脉四逆汤、茯苓四逆汤、干姜四逆汤，治阴邪伤少阴之阴。

附子督麻黄，从少阴出太阳。

大承气不设监制，从太阴入阳明。

麻黄汤，发营中热汗。

瓜蒂散、栀豉汤，吐胸中寒饮。

瓜蒂散，吐上焦之重剂。

栀豉汤，吐中焦之轻剂。

十枣汤、大陷胸丸，治中焦之水，泻之于内也。

桂枝去桂加茯苓术，治下焦之水，引而竭之也。

小青龙汤，治动而逆上之水。

五苓散，治静而不行之水。

十枣汤，治弥散①之水。

大陷胸，治痞满之水。

真武汤，治沉着之水。

小青龙，治寒邪未解之水，故温以汗之。

十枣汤，治阳邪未解之水，故引而竭之。

小青龙，入太阳治阳水，功兼外散。

真武汤，入少阴治阴水，功专下渗。

乌梅丸，治阴经厥利，故兼温补。

白头翁汤，治阳邪热利，故专凉散。

———————

① 散：原书作"漫"，误，今据行素堂本改。

十枣汤、五苓散，下太阳水道之邪。

大柴胡汤，下少阳气分之邪。

三承气汤，下阳明谷道之邪。

桂枝加大黄汤，下太阴转阳明之邪。

桂枝加芍药汤，和太阳转太阴之邪。

柴胡汤加芒硝，下少阳①转阳明之邪。

大柴胡汤，下少阳无形之邪。

柴胡汤加芒硝，下少阳有形之邪。

桂枝加芍药汤，下太阴无形之邪。

三物白散，下太阴有形之邪。

四逆散，下少阴无形之邪。

大、小承气汤，下诸经有形之邪。

桂枝汤，太阳表剂，多从是汤加减。

栀豉汤，阳明表剂，多从是汤加减。

小青龙汤，义重半里，故加减中麻黄可删。

小柴胡汤，义重半表，故加减中柴胡必存。

桂枝汤，加附子，加大黄，是方外随症可复。

青龙汤加减，真武汤加减，即于方内求义损益。

附子汤、吴茱萸汤，加人参从阳固阳。

白虎汤、泻心汤，加人参从阴济阴。

当归四逆汤，不去芍药，和肝阴也。

---

① 　阳：行素堂本作"阴"，误。

白头翁汤，重用芩连[1]，泄肝热也。

乌梅丸，黄连一斤，黄柏六两，重泻肝热也。

复脉汤，生地一斤，麦冬八两，急救肝阴也。

柴胡汤，有加减法者，少阳有变动之用。

乌梅丸，无加减法者，厥阴为止静之体。

桂枝汤，有疑似症；柴胡汤，亦有疑似症。

柴胡汤，有坏病；桂枝汤，亦有坏病。

桂枝汤症罢，桂枝不中与，随症治之，仍不离桂枝。

柴胡汤不中与，设法救逆，仍不出柴胡。

桂枝一味，外邪未离营卫，六经皆可用。

柴胡一味，邪留腠理半表，三阳皆可用。

桂枝汤、麻黄汤，主治太阳营卫，亦可治阳明营卫之邪。

真武汤，主治少阴水气，亦可治太阳汗后亡阳。

四逆汤，主治太阴下利清谷，亦可治太阳脉反沉者。

五苓散，主治太阳消谷水逆，亦可治阳明饮水多者。

猪苓汤，主治少阴下利，亦可治阳明小便不利。

抵当汤，主治太阳瘀血在里，亦可治阳明蓄血。

---

[1] 芩连：行素堂本作"黄芩、黄连"，互参。

瓜蒂散，主治阳明胸中痞硬，亦可治少阴温温欲吐。

大青龙汤，脉微汗出恶风者，不可与。

白虎汤，脉浮发热无汗者，不可与。

瓜蒂散，诸亡血虚者，不可与。

栀子汤，病人旧微溏者，不可与。

猪苓汤，阳明病汗出多者，不可与。

承气汤，表邪未解，热不潮者，未可与。

建中汤，呕家不可与。

桂枝汤，酒家、亡血虚家不可与。

吴壶济世千秋业

上　卷

和　剂

桂枝汤

桂枝三两，去皮　芍药三两　甘草二两，炙　生姜三两，切　大枣十二枚，擘

上五味，咬咀①，以水七升，微火煮取三升，去滓法，适寒温，服一升法。服已须臾，啜稀粥一升余，以助药力法。温覆令一时许，遍身染染微似有汗者佳，不可令大汗如水流漓，病必不除法。若一服汗出病瘥，停后服，不必尽剂法。若不汗，更服依前法法。又不汗，小促其间②，半日许，令三服尽法。若病重者，一日一夜服法，周时观之。服一剂尽，病症犹在者，更作服法。若汗不出者，乃服二、三剂法。禁生冷、黏滑、肉面、五辛、酒酪、臭恶等物。

桂枝汤，和方之祖，故列于首。《太阳篇》云：桂枝本为解肌。明非发汗也。桂枝、甘草辛甘化阳，助太

---

① 咬咀：《伤寒论》原文："咬咀三味"。

② 又不汗，小促其间：《伤寒论》原文："又不汗，后服，小促其间"。

阳融会肌气；芍药、甘草酸甘化阳，启少阴奠安营血；姜通神明，佐桂枝行阳；枣泄营气，佐芍药行阴。一表一里，一阴一阳，故谓之和。加热粥，内壮胃阳，助药力行卫，解腠理郁热，故曰解肌。邪未入营，而用白芍者，和阳解肌，恐动营发汗，病反不除。观此足以贯通全部方法，变化生心，非仲①圣其孰能之！

桂枝甘草汤

桂枝四两，去皮　甘草二两，炙

上二味，以水三升，煮取一升，去滓法，顿服法。

桂枝汤中采取二味成方，便另有精蕴，勿以平淡而忽之。桂枝复甘草，是辛从甘化，为阳中有阴，故治胸中阳气欲失。且桂枝轻扬走表，佐以甘草留恋中宫，载还阳气，仍寓一表一里之义，故得以外止汗而内除烦。

芍药甘草汤

芍药四两　甘草四两，炙

上二味，咬咀法，以水三升，煮取一升半，去滓法，分温再服法。

此亦桂枝汤之变，偏于营分，纯一不杂之方。读《伤寒论》反烦、更烦、心悸而烦，皆用芍药止烦，不分赤白。孙尚、许叔微亦云白芍，惟许弘《方议》、《圣惠方》是赤芍。今里气不和，阳气欲亡，自当用白

---

① 仲：原书作"作"，误，今据文义改。

芍补营，佐以甘草，酸甘化阴止烦。观其去姜、枣，恐生姜散表，大枣泄营，是用白芍无疑。

桂枝加桂汤

桂枝五两，去皮　白芍三两　甘草二两，炙　生姜一两　大枣十二枚，擘

上五味，以水七升，煮取三升，去滓法，温服一升法。

桂枝汤，太阳经药也。奔豚，肾邪上逆也。用太阳经药治少阴病者，水邪上逆，由于外召寒入，故仍从表治，惟加桂桂二两，便可温少阴而泄阴气矣。原文云更加桂二两者，加其两数，非在外再加肉桂也。古者铢两斤法，以四为数，申明桂枝加一、加二，犹为不足，当加四分之三，故曰"更加"。

桂枝加芍药汤

芍药六两　桂枝三两，去皮　甘草二两　生姜三两，切　大枣十二枚，擘

上五味，㕮咀法，以水七升，煮取三升，去滓法，温服一升法。

桂枝加芍药汤，此用阴和阳法也。其妙即以太阳之方，求治太阴之病，腹满时痛，阴道虚也。将芍药一味，倍加三两，佐以甘草，酸甘相辅，恰合太阴之主药。且倍加芍药，又能监桂枝深入阴分，升举其阳，辟太阳陷入太阴之邪，复有姜、枣为之调和，则太阳之阳

邪，不留滞于太阴矣。

桂枝加芍药生姜人参新加汤

桂枝三两，去皮　芍药四两　生姜四两，切　甘草二两，炙　人参三两　大枣十二枚，擘

上六味，㕮咀四味法，以水一斗二升，煮取三升，去滓法，温服一升法。

桂枝汤，调和营卫，一丝不乱，桂枝、生姜和卫，芍药大枣和营。今祖桂枝人参汤法，则偏于卫矣。妙在生姜加一两，佐桂枝以大通卫气，不使人参有实邪之患。尤妙芍药亦加一两，仍是和营卫法。名曰新加者，申明新得其分两之理而加之也。

桂枝加葛根汤

葛根四两　桂枝二两，去皮　芍药二两　甘草二两，炙　生姜三两，切①　大枣十二枚，擘

上六味，以水一斗，先煮葛根，减二升法，纳诸药，煮取三升，去滓法，温服一升。覆取微似汗法，不须啜粥，余如桂枝法。

桂枝加葛根汤，治邪从太阳来，才及阳明。即于方中加葛根，先于其所往，以伐阳明之邪。因太阳未罢，故仍用桂枝汤以截其后。但于桂枝、芍药各减一两，既为使葛根留滞太阳，又要使桂枝、芍药并入阳明，以监

---

① 切：介景楼本无。

其发汗太过。其宣阳益阴之功，可谓周到者矣。

桂枝加附子汤

桂枝三两，去皮 芍药三两 甘草二两，炙 生姜三两，切 大枣十二枚，擘 附子一枚，炮，去皮脐，破八片

上六味，咬咀法，以水七升，煮取三升，去滓法，温服一升法。

桂枝加附子，治外亡阳而内脱液。熟附虽能补阳，终属燥液，四肢难以屈伸，其为液燥，骨属不利矣。仲景以桂枝汤轻扬力薄，必藉附子刚烈之性直走内外，急急温经复阳，使汗不外泄，正以救液也。

桂枝去桂加茯苓白术汤

芍药三两 甘草二两，炙 生姜三两，切 大枣十二枚，擘 茯苓三两 白术三两

上六味，咬咀法，以水七升，煮取三升，去滓法，温服一升法，小便利即愈。

苓、术、芍、甘，治太阳里水法也。解肌或下，水邪不去，而反变症，是非解肌者矣，当去桂枝，而以苓、术、姜代桂枝行阳，存芍药以收阴。不取辛甘发散于表。取苓、芍约阴利水，甘、枣培土制水①，即太阳入里用五苓表里两解之义也。

---

① 取苓、芍约阴利水，甘、枣培土制水：行素堂本作"取茯苓、芍药阴利水，甘草、大枣培土制水"。互参。

桂枝去芍药汤

桂枝三两，去皮　甘草二两，炙　生姜三两①，切　大枣十二枚，擘

上四味，㕮咀法，以水七升，煮取三升，去滓法，温服一升法。

芍药专益阴气。桂枝汤去芍药者，误下阳虚，浊阴必僭②于中焦，故去芍药之酸寒，存一片阳和甘缓之性，得以载还中焦阳气，成清化之功。

茯苓甘草汤

茯苓二两　桂枝二两，去皮　生姜二两，切　甘草一两，炙

上四味，以水四升，煮取二升，去滓法，分温三服法。

茯苓甘草汤，治汗出不渴，其义行阳以统阴，而有调和营卫之妙。甘草佐茯苓，渗里缓中并用，是留津液以安营；生姜佐桂枝，散外固表并施，是行阳气而实卫，自无汗出亡阳之虞。

茯苓桂枝甘草大枣汤

茯苓八两　桂枝四两，去皮　甘草二两，炙　大枣十五枚，擘

上四味，以甘澜水一斗法，先煮茯苓减二升法，纳

---

① 三两：介景楼本作"二两"，误，《伤寒论》作"三两"，今改正。
② 僭（jián）：超越。

诸药，煮取三升，去滓_法，温服一升_法，日三服_法。作甘澜水_法，取水二斗，置大盆内，以勺^①扬之，水上有珠子五六千颗相逐，取用之。

肾气奔豚，治宜泄之制之。茯苓、桂枝通阳渗泄，保心气以御水凌，甘草、大枣补脾土以制水泛。甘澜水缓中而不留，入肾而不着，不助水邪，则奔豚脐悸之势缓。是方即茯苓甘草汤恶生姜性升而去之，其义深且切矣。

苓桂术甘汤

茯苓_{四两}　桂枝_{三两，去皮}　白术_{三两}　甘草_{二两，炙}

上四味，以水六升，煮取三升，去滓_法，分温三服_法。

此太阳、太阴方也，膀胱气钝则水蓄，脾不行津液则饮聚。白术、甘草和脾以运津液，茯苓、桂枝利膀胱以布气化。崇土之法，非但治水寒上逆，并治饮邪留结，头身振摇。

小建中汤

芍药_{六两}　甘草_{三两}　桂枝_{三两，去皮}　生姜_{二两，切}
大枣_{十二枚，擘}　胶饴_{一升}

上六味，以水七升，煮取三升，去滓_法，纳胶饴，更上微火消解_法，温服一升_法，日三服_法。

---

① 勺：原书作"杓"，今据介景楼本改，古互用。

建中者，建中气也。名之曰小者，酸甘缓中，仅能建中焦营气也。前桂枝汤是芍药佐桂枝，今建中汤是桂枝佐芍药，义偏重于酸甘，专和血脉之阴。芍药、甘草有戊己相须之妙，胶饴为稼穑之甘，桂枝为阳木，有甲己化土之义，使以姜、枣助脾与胃行津液者，血脉中之柔阳，皆出于胃也。

桂枝去芍药加蜀漆龙骨牡蛎救逆汤

桂枝_{三两，去皮} 甘草_{二两，炙} 生姜_{三两，切} 大枣_{十二枚，擘} 蜀漆_{三两，洗去腥} 牡蛎_{五两，熬} 龙骨_{四两}

上药为末[①]_法，以水一斗二升，先煮蜀漆，减二升_法，纳诸药，煮取三升，去滓_法，温服一升_法。

火迫心经之阳，非酸收可安，故去芍药，而用龙骨、牡蛎[②]镇摄，借桂枝、蜀漆疾趋阳位，以救卒然散乱之神明。故先煮蜀漆，使其飞腾，劫去阳分之痰，并赖其急性，引领龙骨、牡蛎从阳镇惊固脱。方寸无主，难缓须臾，故曰"救逆"。

桂枝甘草龙骨牡蛎汤

桂枝_{一两，去皮} 甘草_{二两} 牡蛎_{二两，熬} 龙骨_{二两}

上四味，为末_法，以水五升，煮取二升半，去滓_法，温服八合_法，日三服_法。

---

① 上药为末：介景楼本作"上为末"，《宋本伤寒论》作"上七味"，正。

② 龙骨、牡蛎：介景楼本作"龙、牡"，互参。

桂枝、甘草、龙骨、牡蛎，其义取重于龙、牡之固涩。仍标之曰桂甘者，盖阴钝之药，不佐阳药不灵，故龙骨、牡蛎之纯阴，必须藉桂枝、甘草之清阳，然后能飞引入经，收敛浮越之火，镇固亡阳之机。

甘草汤

甘草二两

上一味，以水三升，煮取一升半，去滓法，温服七合法，日三服法。

一药治病，是曰奇方。甘草为九土之精，生用则凉，故可伐肾泄热。治咽痛者，功在缓肾急而救阴液也。

桔梗汤

桔梗一两　甘草二两

上二味，以水三升，煮取一升，去滓法，分温再服法。

桔梗味苦辛，苦主于降，辛主于散，功专开提足少阴之热邪。佐以甘草，载之于上，则能从肾上入肺中，循喉咙而清利咽嗌。张元素①谓其为舟楫之剂者，譬之铁石，入水本沉，以舟载之，则浮于上也。

---

① 张元素：字洁古，河北易县人，金代著名医学家，著有《医学启源》《珍珠囊》《脏腑标本药式》《药注难经》等书，名医李东垣出其门下。

半夏散及汤

半夏_洗　桂枝_{去皮}　甘草_{炙,各等分}

上三味，各别捣筛已，合治之_法，白饮和服方寸匕_法，日三服_法。若不能散服者，以水一升，煎七沸_法，内①散两方寸匕，更煎三沸_法，下火令小冷_法，少少咽之_法。

半夏散，咽痛能咽者，用散；不能咽者，用汤。少阴之邪，逆于经脉，不得由枢而出，用半夏入阴散郁热，桂枝、甘草达肌表，则少阴之邪，由经脉而出肌表，悉从太阳开发。半夏治咽痛，可无劫液之虞。

苦酒汤

半夏_{洗,破如枣核大,十四枚②}　鸡子_{一枚,去黄,纳上苦酒,着鸡子壳中}

上二味，纳半夏着苦酒中_法，以鸡子壳置刀环中，安火上，令三沸，去滓_法，少少含咽之。不瘥③，更作三剂_法。

苦酒汤，治少阴水亏，不能上济君火，而咽生疮，声不出者。疮者，疳也。半夏之辛滑，佐以鸡子清之甘润，有利窍通声之功，无燥津液之虑。然半夏之功能，

---

①　内：古通"纳"。下同，不再注。

②　洗，破如枣核大，十四枚：《宋本伤寒论》同，行素堂本作"十四枚，洗，破如枣核大"。互参，

③　瘥：介景楼本作"差"，瘥的古体字。

全赖苦酒摄之阴分，劫涩敛疮。即阴火沸腾，亦可因苦酒而降矣，故以名其汤。

小柴胡汤

柴胡八两　黄芩三两　人参三两　大枣十二枚，擘　甘草三两　半夏八两，洗　生姜三两，切

上七味，以水一斗二升，煮取六升，去滓法，再煎，取三升法，温服一升法，日三服法。

柴胡汤，不从表里立方者。仲景曰：少阳病，汗之则谵语，吐下则悸而惊。故不治表里，而以升降法和之，盖遵《经》言。少阳行身之侧，左升主乎肝，右降主乎肺。柴胡升足少阳清气，黄芩降手太阴热邪，招其所胜之气也。柴、芩①解足少阳之，即用参、甘②实足太阴之气，截其所不胜之处也。仍用姜、枣和营卫者，助半夏和胃而通阴阳，俾③阴阳无争，则寒热自解。《经》曰：交阴阳者，必和其中也。去渣再煎，恐刚柔不相济，有碍于和也。七味主治在中，不及下焦，故称之曰小。

柴胡桂枝汤

柴胡四两　黄芩一两五钱　人参一两五钱　半夏二合半，洗　甘草二两，炙　桂枝一两五钱，去皮　白芍一两五钱　生姜

---

① 柴、芩：行素堂本作"柴胡、黄芩"，互参。
② 参、甘：行素堂本作"人参、甘草"，互参。
③ 俾（bǐ）：使。

一两五钱，切　大枣六枚，擘

上九味，以水七升，煮取三升，去滓法，温服一升法。

桂枝汤重于解肌，柴胡汤重于和里，仲景用此二方最多，可为表里之权衡，随机应用，无往不宜。即如肢节烦疼，太阳之邪虽轻未尽；呕而支结，少阳之病机已甚。乃以柴胡冠于桂枝之上，即可开少阳微结，不必另用开结之方；佐以桂枝，即可解太阳未尽之邪。仍用人参、白芍、甘草，以奠安营气，即为轻剂开结之法。

柴胡桂枝干姜汤

柴胡八两　桂枝二两，去皮　干姜二两　黄芩三两　栝蒌根①四两　牡蛎二两，熬　甘草二两，炙

上七味，以水一斗二升，煮取六升，去滓法，再煮取三升法，温服一升法。初服微烦，复服汗而愈。

揭出三阳经药以名汤者，病在太阳，稍涉厥阴，非但少阳不得转枢外出，而阳明亦窒而不降。故以桂枝行太阳未罢之邪，重用柴胡、黄芩转少阳之枢，佐以干姜、甘草开阳明之结，使以天花粉，佐牡蛎深入少阴，引液上升，救三阳之热。不必治厥阴，而三阳结邪，一一皆从本经而解矣。

柴胡加龙骨牡蛎汤

柴胡四两　大黄二两　人参一两五钱　半夏二合，洗　生

---

①　栝蒌根：《宋本伤寒论》同，行素堂本作"天花粉"，前者系后者别名，互参。

姜—两五钱，切　大枣六枚　龙骨—两五钱　牡蛎—两五钱，熬
桂枝—两五钱，去皮　铅丹—两五钱　黄芩—两五钱　茯苓—两
半，一方无黄芩

上十二味，以水八升，煮取四升法，纳①大黄，切
如棋子，更煮一二沸，去滓，温服一升法。

足经方治手经病者，参、苓、龙、牡、铅丹，入足
经而可转行于手经者也。手少阴烦惊，从足太、少阳而
来，故仍从柴、桂立方。邪来错杂不一，药亦错杂不一
以治之。柴胡引阳药升阳，大黄领阴药就阴；人参、炙
草②助阳明之神明，即所以益心虚也；茯苓、半夏、生
姜启少阳三焦之枢机，即所以通心机也；龙骨、牡蛎入
阴摄神，镇东方甲木之魂，即所以镇心惊也；龙、牡顽
钝之质，佐桂枝即灵；邪入烦惊，痰气固结于阴分，用
铅丹即坠。至于心经浮越之邪，借少阳枢转出于太阳，
即从兹收安内攘外之功矣。

生姜泻心汤

生姜四两，切　干姜—两　半夏半升，洗　黄芩三两　黄
连—两　人参三两　甘草三两　大枣十二枚，擘

上八味，以水一斗，煮取六升，去滓法，再煮取三
升法，温服一升法，日三服法。

泻心汤有五，总不离乎开结、导热、益胃，然其或

----

① 纳：本书中介景楼本均作"内"，古通"纳"，不再注。
② 炙草：本方无此药，系作者误记。

虚或实，有邪无邪，处方之变，则各有微妙。先就是方胃阳虚不能行津液而致痞者，惟生姜辛而气薄，能升胃之津液，故以名汤。干姜、半夏破阴以导阳，黄芩、黄连泻阳以交阴，人参、甘草益胃安中，培植水谷化生之主宰，仍以大枣佐生姜，发生津液，不使其再化阴邪，通方破滞宣阳，是亦泻心之义也。

甘草泻心汤

甘草四两　　干姜三两　　大枣十二枚①，擘　　半夏半升，洗
黄芩三两　　黄连一两

上六味，以水一斗，煮取六升，去滓法，再煮取三升法，温服一升法，日三服法。

甘草泻心，非泻结热，因胃虚不能调剂上下，致水寒上逆，火热不得下降，结为痞。故君以甘草、大枣和胃之阴，干姜、半夏启胃之阳，坐镇下焦客气，使不上逆，仍用芩、连，将已逆为痞之气轻轻泻却，而痞乃成泰矣。

附子泻心汤

附子一枚，炮，去皮破，别煮取汁用　　黄芩一两　　黄连一两
大黄二两

上四味，咬咀三味法，以麻沸汤二升渍之，须臾绞去滓法，纳附子汁法，分温再服法。

附子非泻心之药，见不得已而用寒凉泻心，故以附

---

①　十二枚：《宋本伤寒论》同，介景楼本作"十一枚"，误。

杏壶济世千秋业

子名其汤。盖气痞恶寒，阳气外撤，此际似难用苦寒矣。然其痞未解，又不得不用苦寒以泻其热。顾仲景以大黄、黄连犹为未足，再复黄芩，盖因上焦之气亦怫郁矣。故三焦皆热，苦寒之药在所必用，又恐其虚寒骤脱，故用三黄彻三焦而泻热，即用附子彻上下以温经。三黄用麻沸汤渍，附子别煮汁，是取三黄之气轻，附子之力重，其义仍在乎救亡阳也。

半夏泻心汤

半夏半升，洗　黄芩三两　黄连一两　人参三两　甘草三两，炙　干姜三两　大枣十二枚，擘

上七味，以水一斗，煮取六升，去滓法，再煮取三升法，温服一升法，日三服法。

方名半夏，非因呕也。病发于阴，而反下之，因作痞。是少阴表证误下之，寒反入里，阻君火之热化，结成无形气痞，按之自濡。用干姜开痞，芩、连泄热，未能治少阴之结。必以半夏启一阴之机，人参、甘草、大枣壮二阳生气，助半夏开辟阴寒，使其热化痞解。

栀子干姜汤①

栀子②十四枚，擘　干姜二两

上二味，以水三升半，煮取一升半，去滓法，分二

---

① 栀子干姜汤：《宋本伤寒论》同，行素堂本作"山栀子干姜汤"，互参。

② 栀子：《宋本伤寒论》同，行素堂本作"山栀子"，互参。

服，温进一服法。得吐者，止后服。

烦皆由热，而寒证①亦有烦，但微耳。干姜和太阴在里之伤阳，而表热亦去，栀子清心中之微热，而新烦亦除。立方之义，阴药存阴，阳药和阳，是调剂阴阳，非谓干姜以热散寒也。

黄芩汤

黄芩三两②　芍药二两　甘草二两，炙　大枣十二枚

上四味，以水一斗，煮取三升，去滓法，温服一升法，日再夜一服法。

黄芩汤，太少合病，自利，邪热不从少阳之枢外出，反从枢内陷，故舍阳而治阴也。芍药、甘草、大枣一酸二甘，使酸化甘中，以和太阴，则肠胃得博厚之通，而利止矣。

黄芩加半夏生姜汤

黄芩三两　芍药二两　甘草二两　大枣十二枚　半夏半升，洗　生姜三两

上六味，以水一斗，煮取三升，去滓法，温服一升法。

太、少合病，独治阳明者，热邪入里僭逆，当从枢转出阳明。用甘草、大枣和太阴之阳，黄芩、芍药安太

---

① 证：介景楼本作"症"，互参。

② 三两：《宋本伤寒论》同，介景楼本作"二两"，误。

阴之阴，复以半夏、生姜宣阳明之阖，助太阳之开，上施破纵之法，则邪无容着，呕止利安。

黄芩人参汤

黄芩二两① 人参二两 桂枝二两，去皮 干姜一两 半夏半升，洗 大枣十二枚，擘

上六味，以水七升，煮取二升，去滓法，分温再服法。

黄芩人参汤，《伤寒论》中有方而无症。此太阳才入少阳，故仿小柴胡汤之和解，用桂枝之升，复黄芩之降，亦用人参、半夏奠安里气，姜、枣和营卫。独以干姜易生姜者，欲其守中，不欲其上升也。

干姜黄连黄芩人参汤

干姜三两 黄连三两 黄芩三两 人参三两

上四味，以水六升，煮取二升，去滓法，分温再服法。

厥阴寒格吐逆者，阴格于内，拒阳于外而为吐，用芩、连大苦，泄去阳热，而以干姜为之向导，开通阴寒。但误吐亡阳，误下亡阴，中州之气索然矣。故必以人参补中，俾胃阳得转，并可助干姜之辛，冲开阴格而吐止。

黄连汤

黄连三两 桂枝二两，去皮 甘草三两，炙 干姜三两

---

① 二两：介景楼本作"三两"，互参。

人参二两　半夏半升　大枣十二枚，擘

上七味，以水一斗，煮取六升，去滓法，温服一升法，日三夜二服法。

黄连汤，和剂也。即柴胡汤变法，以桂枝易柴胡，以黄连易黄芩，以干姜易生姜。胸中热欲呕吐，腹中痛者，全因胃中有邪气，阻遏阴阳升降之机。故用人参、大枣、干姜、半夏专和胃气，使饮入胃中，听胃气之上下敷布，交通阴阳，再用桂枝宣发太阳之气，载引黄连从上焦阳分泻热，不使其深入太阴，有碍虚寒腹痛。

黄连阿胶汤

黄连四两　黄芩一两　芍药一两　阿胶三两　鸡子黄二枚

上五味，以水五升，先煮三物，取二升，去滓法，纳胶烊尽小冷法，纳鸡子黄搅令相得法，温服七合法，日三服法。

黄芩、黄连，泻心也；阿胶、鸡子黄，养阴也；各举一味以名其汤者，当相须为用也。少阴病烦，是君火热化为阴烦，非阳烦也，芩、连之所以不能治，当与阿胶、鸡子黄交合心肾，以除少阴之热。鸡子黄色赤，入通于心，补离中之气；阿胶色黑，入通于肾，补坎中之精，第四者沉阴滑利，恐不能留恋中焦，故再佐芍药之酸涩，从中收阴，而后清热止烦之功得建。

厚朴生姜半夏甘草人参汤

厚朴八两，去皮炙　生姜八两，切　半夏半升，洗　人参一两　甘草二两，炙

上五味，以水一斗，煮取三升，去滓法，温服一升法，日三①服法。

太阴病，当腹满，是伤中也，与吐下后邪气入里腹胀治法不同。厚朴宽胀②下气，生姜散满升津，半夏利窍通阴阳，三者有升降调中之理。佐以甘草和阴，人参培阳。补之泄之，则阴结散，虚满消。

旋复代赭石汤

旋复花三两代　代赭石一两　生姜五两，切　大枣十二枚，擘　人参二两　半夏半升，洗　甘草三味

上七味，以水一斗，煮取六升，去滓法，再煮取三升法，温服一升法，日三服法。

旋复代赭石汤，镇阴宣阳方也，以之治噫。噫者，上焦病声也。脾失升度，肺失降度，阴盛走于胃，属于心而为声。故用旋复花咸降肺气，代赭石重镇心包络之气，半夏以通胃气，生姜、大枣以宣脾气，而以人参、甘草奠安阳明，不容阴邪复遏，则阴宁于里，阳发于表，上、中二焦皆得致和矣。

---

① 三：《宋本伤寒论》同，介景楼本作"二"，误。
② 胀：疑为"肠"之误。

赤石脂禹余粮汤

赤石脂一斤，碎　禹余粮一斤，碎

上二味，以水六升，煮取二升，去滓法，日三服法。

仲景治下焦利，重用固涩者，是殆以阳明不阖，太阴独开，下焦关闸尽撤耳。若以理中与之，从甲己化土，复用开法，非理也。当用石脂酸温敛气，余粮固涩胜湿，取其性皆重坠，直走下焦，从戊己化土阖法治之。故开太阳以利小便，亦非治法。惟从手阳明拦截谷道，修其关闸，斯为直捷痛快之治。

芍药甘草附子汤

芍药三两　甘草三两　附子一枚，炮，去皮，破八片

上三味，以水五升，煮取一升五合，去滓法，分温三服法。

芍药甘草附子汤，太阳、少阴方也。太阳致亡阳，本由少阴不内守，少阴表恶寒，实由太阳不外卫，故取芍药安内，熟附子攘外，尤必藉甘草调和，缓芍、附从中敛戢真阳，则附子可招散失之阳，芍药可收浮越之阴。

炙甘草汤一名复脉汤

甘草四两，炙　桂枝三两，去皮　人参二两　麻子仁半升
生地一斤　阿胶二两　麦门冬半升，去心　生姜三两，切　大
枣十二枚，擘

上九味，以清酒七升，水八升法，先煮八味，取三

升，去滓法，纳胶烊消尽法，温服一升法，日三服法。

炙甘草汤，仲景治心悸，王焘[①]治肺痿，孙思邈[②]治虚劳，三者皆是津涸燥淫之证。《至真要大论》云：燥淫于内，金气不足，治以甘辛也[③]。第药味不从心肺，而主乎肝脾者，是阳从脾以致津，阴从肝以致液，各从心肺之母以补之也。人参、麻仁之甘，以润脾津；生地、阿胶之咸苦，以滋肝液。重用地、冬浊味，恐其不能上升，故君以炙甘草之气厚，桂枝之轻扬，载引地、冬上承肺燥；佐以清酒芳香入血，引领地、冬归心复脉；仍使以姜、枣和营卫，则津液悉上供于心肺矣。喻嘉言曰：此仲景伤寒门中之圣方也。仲景方每多通利，于此处[④]特开门户，重用生地，再借用麦冬手经药者，麦冬与地黄、人参气味相合，而脾胃与心经亦受气相交。脉络之病，取重心经，故又名复脉。

当归四逆汤

当归三两　桂枝三两　白芍三两　细辛三两　大枣二十五枚，擘　甘草二两，炙　通草二两

上七味，㕮咀法，以水八升，煮取三升，去滓法，

---

①　王焘：陕西眉县人，唐代医家，编《外台秘要》四十卷。

②　孙思邈：陕西耀县人，唐代著名医药学家，著《千金要方》三十卷、《千金翼方》三十卷。

③　金气不足，治以甘辛也：《素问·至真要大论》"治以苦温，佐以甘辛。"

④　处：介景楼本作"方"，互参。

温服一升法，日三服法。

当归四逆，不用姜、附者，阴血虚微，恐重劫其阴也。且四逆虽寒，而不至于冷，亦惟有调和厥阴，温经复营而已。故用酸甘以缓中，则营气得至太阴而脉生；辛甘以温表，则卫气得行而四末温，不失辛甘发散之理，仍寓治肝四法。如桂枝之辛以温肝阳，细辛之辛以通肝阴，当归之辛以补肝，甘、枣之甘以缓肝，白芍之酸以泻肝，复以通草利阴阳之气，开厥阴之络。

当归四逆加吴茱萸生姜汤

当归三两　桂枝三两　芍药三两　细辛三两　甘草二两，炙　木通二两　大枣二十五枚，擘　吴茱萸二两　生姜八两，切

上九味，咬咀法，以水四升，清酒四升法，煮取三升，去滓法，温服一升法，日三服法。

厥阴四逆，证有属络虚不能贯于四末而为厥者，当用归、芍以和营血。若久有内寒者，无阳化阴，不用姜、附者，恐燥劫阴气，变出涸津亡液之证，只加吴茱萸从上达下，生姜从内发表，再以清酒和之，何患阴阳不和，四逆不温也耶！

乌梅丸

乌梅三百个　人参六两　当归四两　黄连一斤　黄柏六两　桂枝六两　干姜十两　蜀椒四两，炒去汗　附子八两，炮　细辛六两

上十味，各捣筛，合治之法，以苦酒浸乌梅一宿，去核，蒸之五升①米下，饭熟捣成泥，和药令相得法，纳臼中，与蜜杵二千下，丸如桐子大法，先食饮服十丸法，日三服法。稍加至二十丸法，禁生冷、滑物。臭食等。

乌梅渍醋，益其酸，急泻厥阴，不欲其缓也。桂、椒、辛、附、姜，重用辛热，升达诸阳，以辛胜酸，又不欲其收敛阴邪也。桂枝、蜀椒通上焦君火之阳，细辛、附子启下焦肾中生阳，人参、干姜、当归温中焦脾胃之阳，则黄连、黄柏泻心滋肾，更无亡阳之患，而得厥阴之治法矣。合为丸服者，又欲其药性逗留胃中，以治蛔厥，俾酸以缩蛔，辛以伏蛔，苦以安蛔也。至于脏厥，亦由中土不得阳和之气，一任厥阴肆逆也。以酸泻肝，以辛散肝，以人参补土缓肝，以黄连、黄柏监制五者之辛热，过于中焦而后分行于足三阴，脏厥虽危，或得温之散之，补之泻之，使之阴阳和平，焉有厥不止耶！

烧裈散②

取妇人中裈近隐处，剪烧灰，以水和服方寸匕，日三服。小便即利，阴头微肿则愈。妇人病，取男子裤裆

---

① 升：《伤寒论》作"斗"字。

② 烧裈散：行素堂本无，今据介景楼本补。

烧灰。

裤裆穿之日久者良。阴阳易本无客邪，惟病人愈后，蕴蓄之热，乘虚袭人，混逆三焦，仍取秽浊之物，导归阴窍，亦求之于其所属也。烧以洁其污，灰取其色黑下行。

寒　剂

白虎汤

石膏一斤，碎，绵裹　知母六两　甘草二两，炙　粳米六合

上四味，以水一斗，煮米熟汤成，去滓法，温服一升法，日三服法。

白虎汤，治阳明经表里俱热，与调胃承气汤为对峙。调胃承气导阳明腑中热邪，白虎泄阳明经中热邪，石膏泄阳，知母滋阴，粳米缓阳明之阳，甘草缓阳明之阴。因石膏性重，知母性滑，恐其疾趋于下，另调煎法，以米熟汤成，俾辛寒重滑之性得粳米、甘草载之于上，逗留阳明，成清化之功。名曰白虎者，虎为金兽，以明石膏、知母之辛寒，肃清肺金，则阳明之热自解，实则泻子之理也。

白虎加人参汤

石膏一斤，碎，绵裹　知母六两　甘草二两，炙　粳米六

合　人参三两

上五味，以水一斗，煮米熟汤成，去滓_法，温服一升_法，日三服_法。

阳明热病化燥，用白虎加人参者，何也？石膏辛寒，仅能散表热；知母甘苦，仅能降里热；甘草、粳米仅能载药留于中焦。若胃经热久伤气，气虚不能生津者，必须人参养正回津，而后白虎汤乃能清化除燥。

竹叶石膏汤

竹叶二把　石膏一斤　麦门冬一升，去心　人参三两
半夏半升，洗　甘草二两，炙　粳米半升

上七味，以水一斗，煮取六升，去滓_法，纳粳米，煮米熟汤成，去米_法，温服一升_法，日三服_法。

竹叶石膏汤，分走手足二经，而不悖于理者，以胃居中焦，分行津液于各脏，补胃泻肺，有补母泻子之义也。竹叶、石膏、麦冬泻肺之热，人参、半夏、甘草平胃之逆，复以粳米缓于中，使诸药得成清化之功，是亦白虎、越婢①、麦冬三汤变方。

葛根黄芩黄连汤

葛根八两　甘草二两　黄芩三两　黄连三两

上四味，以水八升，先煮葛根减二升_法，纳诸药，煮取二升，去滓_法，分温再服_法。

---

①　婢：原书作"脾"，误，今据《伤寒论》改。

是方即泻心汤之变，治表寒里热，其义重在黄芩、黄连肃清里热，虽以葛根为君，再为先煎，无非取其通阳明之津，佐以甘草缓阳明之气，使之鼓舞胃气，而为承宣苦寒之使。清上则喘定，清下则利止，里热解，而邪亦不能留恋于表矣。

栀子柏皮汤

栀子①十五个，擘　甘草一两，炙　黄柏二两

上三味，以水四升，煮取一升半，去滓法，分温再服法。

栀子、柏皮，表剂也。以寒胜热，以苦燥湿，已得治黄之要矣，而乃缓以甘草者，黄必内合太阴之湿化。若发热者，热已不瘀于里，有出表之势，故汗、下皆所不必，但当奠安脾土，使湿热二邪不能复合，其黄自除。栀子厚朴汤言热，栀子②干姜汤言寒，治皆在里。此章之治，则在表也。

白头翁汤

白头翁二两　秦皮三两　黄连三两　黄柏皮三两

上四味，以水七升，煮取二升，去滓法，温服一升法。

白头翁汤，治厥阴热利后重者。太、少二阴下利属寒，惟厥阴下利主热，以厥阴司相火也。故以白头翁凉

---

①　栀子：行素堂本作"山栀子"，互参。

阳明血分之热，秦皮收厥阴之湿，黄连胜中焦之热，黄柏燥下焦之湿，四者皆味苦性寒，直入下焦，坚阴止利。考《本草纲目》，白头翁、秦皮各列品类，而今世所用，乃于柴胡中拣出紫皮头有白毛者，为白头翁，以防风、细辛之扎缚为秦皮。余谓白头翁沾柴胡之气，可入少阳，秦皮沾细辛之气，可入少阴，当与禹余粮汤并参。但汉时采药，未识亦如是否？存之以质君子。

文蛤散

文蛤五两

上一味，为散法，以沸汤和一钱匕服法，汤用五合法。

蛤禀天一之刚气而生，故能独用建功，味咸性燥，咸寒足以胜热，寒燥足以渗湿。大陷胸汤治太阳内水结于胸膈，此治水寒之气外郁于表，阳缩于内而成结胸，只须渗泄水气，功斯毕矣。取用紫斑纹者，得阴阳之气。若黯色无纹者，饵之令人狂走赴水。

大黄黄连泻心汤

大黄二两　黄连一两

上二味，以麻沸汤二升渍之，须臾绞去滓法，分温再服法。

痞有不因下而成者，君火亢盛，不得下交于阴而为痞，按之虚者，非有形之痞，独用苦寒，便可泄却。如大黄泻营分之热，黄连泄气分之热，且大黄有攻坚破结之能，其泄痞之功即寓于泻热之内，故以大黄名其汤。以麻沸汤渍其须臾，去滓，取其气不取其味，治虚痞不伤正气也。

茵陈蒿汤

茵陈蒿六两　栀子①十四枚，擘　大黄二两，去皮

上三味，以水一斗，先煮茵陈，减六升法，纳二味，煮取三升，去滓法，分温三服法。小便当利，尿如皂角汁状，色正赤，一宿腹减，黄从小便去也。

茵陈散肌表之湿，得大黄则兼泻中焦之郁热；山栀逐肉理之湿，得大黄则兼泻上焦之郁热。惟其性皆轻浮，故与大黄仅入气分，泄热利小便，建退黄之功，与调胃承气仅泻无形之热同义。无枳实、芒硝，不能疾行大便，故不得妄称为下法。

猪肤汤

猪肤一斤，用白皮，去其内肥，刮令如纸薄

上一味，以水一斗，煮取五升，去滓法，加白蜜一升，白粉②五合，熬香和令相得法，温分六服法。

肾应彘③，而肺主肤。肾液下泄，不能上蒸于肺，致络燥而为咽痛者，又非甘草所能治矣，当以猪肤润肺

---

① 栀子：行素堂本作"山栀子"，互参。

② 白粉：即米粉。

③ 彘（zhì）：猪。

肾之燥，解虚烦之热。白粉、白蜜缓于中^①，俾猪肤比类而致津液从肾上入肺中，循喉咙，复从肺出，络心注胸中，而上中下燥邪解矣。

温　　剂

四逆汤

甘草_{二两，炙}　干姜_{一两半}　附子_{一枚，生用，去皮，切八片}

上三味，以水三升，煮取一升二合，去滓_法，分温再服_法。强人可用大附子一枚，干姜三两。

四逆者，四肢逆冷，因证以名方也。凡三阴一阳证中，有厥者皆用之。故少阴用以救元海之阳，太阴用以温脏中之寒，厥阴薄厥，阳欲立亡，非此不救。至于太阳误汗亡阳亦用之者，以太、少为水火之主，非交通中土之气，不能内复真阳，故以生附子、生干姜彻上彻下，开辟群阳，迎阳归舍，交接于十二经，反复以炙甘草监之者，亡阳不至于大汗，则阳未必尽亡，故可缓制留中，而为外召阳气之良法。

通脉四逆汤

甘草_{二两，炙}　附子_{大者一枚，生用，去皮，破八片}　干姜_{三两，强人可用四两}

---

① 中：介景楼本作"其中"，正。

上三味，以水三升，煮取一升二合，去滓法，分温再服法。其脉即出者愈。后加减。

通脉四逆，少阴格阳，面赤，阳越欲亡，急用干姜、生附夺门而入，驱散阴霾，甘草监制姜、附烈性，留顿中宫，扶持太和元气。藉葱白入营通脉，庶可迎阳内返。推仲景之心，只取其脉通阳返，了无余义矣。至于腹痛加芍药，呕加生姜，咽痛加桔梗，利不止加人参，或涉太阴，或干阳明，或阴火僭上，或谷气不得，非格阳证中所必有者也，故仲景不列药品于主方之内，学者所当详审。

人参四逆汤

人参一两　甘草二两，炙　干姜一两五钱　附子一枚，生，去皮，切八片

上四味，以水三升，煮取一升二合，去滓法，分温再服法。

四逆加人参，治亡阴利止之方。盖阴亡则阳气亦与之俱去，故不当独治其阴，而以干姜、附子温经助阳，人参、甘草生津和阴。

茯苓四逆汤

茯苓六两　干姜一两五钱　附子一枚，生　甘草二两，炙①　人参一两

---

① 炙：介景楼本无。

美壶济世千秋业

上五味，咬咀法，以水五升，煮取一升二合，去滓法，分温再服法。

茯苓四逆汤，即真武汤之变方。《太阳篇》中汗出烦躁，禁用大青龙，即以真武汤救之，何况烦躁生于先汗后下，阳由误下而欲亡，能不救下元之真阳乎！故重用茯苓六两渗泄，人参、甘草下行以安欲失之真阳，生用干姜、附子以祛未尽之寒邪，阳和躁宁，不使其手足厥逆，故亦名四逆。

通脉四逆加猪胆汁汤

干姜三两，强人四两　甘草二两，炙　附子大者一枚，生用
猪胆汁四合

上三味，以水三升，煮取一升二合，去滓法，纳猪胆汁法，分温再服法。

四逆加胆汁，为阳虚阴甚从治之方，津液内竭，脉微欲绝，是亡阴亡阳。由于吐已下后，用四逆必当通脉，固中焦胃阳，启下焦元阳，但阴甚格拒，恐阳药入中，强梁不伏，故以猪胆汁苦寒从阴之性，引领阳药从心通脉，先和阴而后复阳。

白通汤

葱白四茎　干姜一两　附子一枚，生用，去皮脐，破八片
上三味，以水三升，煮取一升，去滓法，分温再服法。

白通者，姜、附性燥，肾之所苦，须藉葱白之润，

以通于肾，故名。若夫《金匮》云，面赤者加葱白。则葱白通上焦之阳，下交于肾；附子启下焦之阳，上承于心；干姜温中土之阳，以①通上下。上下交，水火济，利自止矣。按脉之生，原下起于肾，由肾而中归于胃，由胃而上出于心，由心而大会于肺，外出于经脉，三者能变通于上下，亦由是也。

白通加猪胆汁汤

人尿五合　猪胆汁一合　葱白四茎　干姜一两　附子一枚，生用，去皮，破八片

以上三味，以水三升，煮取一升，去滓法，纳胆汁、人尿，和令相得法，分温再服法。若无胆亦可用②。

白通汤，阳药也。少阴下利，寒气太甚，内为格拒，阳气逆乱，当用监制之法。人尿之咸，胜猪胆之苦。猪胆之苦，胜姜、葱、附之辛。辛受制于咸苦，则咸苦为之向导，便能下入少阴，俾冷性消，而热性发，其功乃成，此又为外护法也。

附子汤

附子二枚，生用，去皮　茯苓三两　白芍三两　人参二两白术四两

上五味，以水八升，煮取三升，去滓法，温服一升法，日三服法。

---

① 以：介景楼本作"必"，互参。
② 若无胆亦可用：介景楼本无此句。

吴壶济世千秋业

附子汤，少阴固本御邪之剂，功在倍用生附，力肩少阴之重任，故以名方。其佐以太、厥之药者，扶少阴之阳而不调太、厥之开阖，则少阴之枢纽终不得和，故用白术以培太阴之开，白芍以收厥阴之阖，茯苓以利少阴之枢纽。独是少阴之邪，其出者从阴内注于骨，苟非生附子，焉能直入少阴注于骨间！散寒救阳尤必人参佐生附子，方能下鼓水中之元阳，上资君火之热化，全赖元阳一起，而少阴之病霍然矣。再论药品与真武相同，唯生、熟分两各异，其补阳镇阴之分岐，只在一味转旋，学者所当深心体会。

术附汤

白术四两　　附子三枚，炮，去皮，破八片　　甘草二两，炙
生姜二两，切　　大枣十二枚[①]，擘

上五味，以水六升，煮取二升，去滓法，分温三服法。

初服其人觉身如痹，半日许复服之，三服尽法，其人如冒状，勿怪。此以附子与白术并走皮中，逐水气未得除，故使之耳。

湿胜于风者，用术附汤。以湿之中人也，太阴受之，白术健脾去湿，熟附温经去湿，佐以姜、枣和表里，不必治风，但使湿去，则风无所恋而自解矣。

————————

① 十二枚：《伤寒论》同，介景楼本作"十三枚"，误。

柔焰耕耘万世书

桂枝附子汤

桂枝四两，去皮　熟附子三枚，炮，去皮脐，破八片　甘草二两，炙　生姜三两，切　大枣十二枚，擘

上五味，以水六升，煮取二升，去滓法，分温三服法。

桂枝附子汤，两见篇中，一治亡阳，一治风湿。治风湿者，以风为天之阳邪，桂枝、甘草辛甘，可以化风。湿为地之阴邪，熟附可以温经去湿。治亡阳者，心阳虚而汗脱，桂枝能固心经漏泄之汗，太阳虚而津液不藏，熟附子能固亡阳之汗。佐以姜、枣者，凡表里有邪，皆用之。此风胜于湿之主方。

甘草附子汤

甘草二两，炙　附子二枚，炮，去皮，破八片　白术二两　桂枝四两，去皮

上四味，以水六升，煮取三升，去滓法，温服一升法，日三服法。

甘草附子汤，两表两里之偶方。风淫于表，湿流关节，阳衰阴胜，治宜两顾①。白术、附子顾里胜湿，桂枝、甘草顾表化风，独以甘草冠其名者，病深关节，义在缓而行之，徐徐救解之。

---

① 风淫于表，湿流关节，阳衰阴胜，治宜两顾：行素堂本缺，今据介景楼本补。

桂枝去芍药加附子汤

桂枝三两,去皮　甘草二两,炙　生姜三两,切　大枣十二枚,擘　附子一枚,炮,去皮,破八片

上五味,咬咀法,以水七升,煮取三升,去滓法,温服一升法,恶寒止,停后服。

桂枝汤去芍药加附子者,下后微恶寒,显然阳气涣散于中下矣,当急救其阳,毋暇顾恋阴气。以附子直从下焦温经助阳,臣以桂枝、甘草。载还中焦阳气,以杜亡阳之机,为御后之策。

甘草干姜汤

甘草四两,炙　干姜二两

上二味,咬咀法,以水三升,煮取一升五合,去滓法,分温再服法。

甘草干姜汤,桂枝甘草汤,同为辛甘化阳,而有分头异治之道;桂枝走表,治太阳表虚;干姜守中,治少阴里虚。病虽在太阳,而见少阴里虚证,当温中土,制水寒以复其阳。至于二方分两,亦各有别,彼用桂枝四,甘草二两,是辛胜于甘;此用甘草四两,干姜二两,为甘胜于辛。辛胜则能走表护阳,甘胜则能守中复阳。分两之间,其义精切如此。

干姜附子汤

干姜一两　附子一枚,去皮

上二味,以水三升,煮取一升法,顿服之法。

干姜附子汤，救太阳坏病转属少阴者，由于下后复汗，一误再误，而亡其阳，致阴躁而见于昼日，是阳亡在顷刻矣。当急用生干姜助生附子，纯用辛热走窜，透入阴经，比四逆之势力尤峻，方能驱散阴霾，复涣散真阳。若犹豫未决，必致阳亡而后已。

理中丸及汤

人参三两　甘草三两，炙　白术三两　干姜三两

上四味，捣筛为末，蜜和丸，如鸡子黄大法，以沸汤数合和一丸，研碎，温服之法，日三四服，夜二服法。腹中未热，益至三四丸法，然不及汤。汤法：以四物依两数切法，用水八升，煮取三升，去滓法，温服一升法，日三服法。加减法。

理中者，理中焦之气，以交于阴阳也。上焦属阳，下焦属阴，而中焦则为阴阳相偶之处。仲景立论，中焦热，则主五苓以治太阳；中焦寒，则主理中以治太阴，治阳用散，治阴用丸，皆不及于汤，恐汤性易输易化，无留恋之能，少致和之功耳。人参、甘草甘以和阴也，白术、干姜辛以和阳也。辛甘相辅以处中，则阴阳自然和顺矣。

桂枝人参汤

桂枝四两　甘草四两，炙　人参三两　白术三两　干姜三两

上五味，以水九升，煮四味，取四升，去滓法，纳

桂更煮，取三升，去滓法，温服一升法，日再夜一服法。

理中加人参，桂枝去芍药，不曰理中，而曰桂枝人参者，言桂枝与理中，表里分头建功也。故桂枝加一两，甘草加二两。其治外胁热而里虚寒，则所重仍在理中，故先煮四味，而后纳桂枝，非但人参不佐桂枝实表，并不与桂枝相忤，宜乎直书人参而不讳也。

山茱萸汤①

山茱萸一升，洗　人参三两　生姜六两，切　大枣十二枚，擘

上四味，以水七升，煮取二升，去滓法，温服七合法，日三服法。

山茱萸汤，厥阴、阳明药也。厥阴为两阴交尽，而一阳生气实寓于中，故仲景治厥阴以护生气为重，生气一亏，则浊阴上干阳明，吐涎沫，食谷欲呕，烦躁欲死，少阴之阳并露矣。故以吴茱萸直入厥阴，招其垂绝之阳，与人参震坤合德，以保生气，仍用姜、枣调其营卫，则人参、山茱萸因之以承宣中、下二焦，不治心肺，而涎沫得摄，呕止烦宁。

真武汤

茯苓三两　芍药三两　生姜三两，切　白术二两　附子一枚，炮，去皮，破八片

---

① 山茱萸：介景楼本作"吴茱萸"，系别名，互参。下同，不再注。

上五味，以水八升，煮取三升，去滓法，温服七合法，日三服法，后加减。

术、苓、芍、姜，脾胃药也。太阳少阴，水脏也。用崇土法镇摄两经水邪，从气化而出，故名真武。茯苓淡以胜白术之苦，则苦从淡化，便能入肾胜湿；生姜辛以胜白芍之酸，则酸从辛化，便能入膀胱以摄阳。然命名虽因崇土，其出化之机，毕竟重在坎中无阳，假使肾关不利，不由膀胱气化，焉能出诸小便！故从上不宁之水，全赖附子直走下焦以启其阳，则少阴水邪必从阳部注于经而出矣，非但里镇少阴水泛，并可外御太阳亡阳。

桃花汤

赤石脂一斤，一半全用，一半筛末　干姜一两　粳米一升

上三味，以水七升，煮米令熟，去滓法，温服七合法，纳赤石脂末方寸匕，日三服法。若一服愈，余勿服。

桃花汤，非名其色也，肾脏阳虚用之，一若寒谷有阳和之致，故名。赤石脂入手阳明经，干姜、粳米入足阳明经，不及于少阴者，少阴下利便血，是感君火热化太过，闭藏失职，关闸尽撤，缓则亡阴矣。故取赤石脂一半，同干姜、粳米留恋中宫，载住阳明经气，不使其陷下，再纳赤石脂末方寸匕，留药以沾大肠，截其道路，庶几利血无源而自止，其肾脏亦安矣。

寿
壶
济
世
千
秋
业

汗　剂

麻黄汤

麻黄三两，_{去节}　杏仁七十粒，_{去皮尖}　桂枝二两，_{去皮}
甘草一两，_炙

上四味，以水九升，先煮麻黄减二升，去上沫_法，纳诸药，煮取二升半，去滓_法，温服八合。覆取微似汗_法，不须啜粥。余如桂枝法将息。

麻黄汤，破营方也。试观立方大义，麻黄轻清入肺，杏仁重浊入心，仲景治太阳初病，必从心营肺卫入意也。分言其功能，麻黄开窍发汗，桂枝和阳解肌，杏仁下气定喘，甘草安内攘外，四者各擅其长，有非诸药之所能及。兼论其相制七法，桂枝外监麻黄之发表，不使其大汗亡阳；甘草内守麻黄之出汗，不使其劫阴脱营；去姜、枣者，姜性上升，又恐碍麻黄发表，枣味缓中，又恐阻杏仁下气，辗转回顾，无非欲其神速，一剂奏绩。若喜功屡用，必不戢而召亡阳之祸矣，故服已又叮咛不须啜粥，亦恐有留恋麻黄之性也。

麻黄杏仁甘草石膏汤

麻黄四两　杏仁五十个，_{泡，去皮尖}　甘草二两，_炙　石
膏八两，_{碎，绵裹}

上四味，以水七升，先煮麻黄减二升，去上沫_法，

纳诸药，煮取二升，去滓_法，温服一升_法。

喘家作桂枝汤，加厚朴、杏仁①，治寒喘也。今以麻黄、石膏加杏仁，治热喘也。麻黄开毛窍，杏仁下里气，而以甘草载石膏辛寒之性，从肺发泄，俾阳邪出者出，降者降，分头解散。喘虽忌汗，然此重在急清肺热以存阴，热清喘定，汗即不辍，而阳亦不亡矣。观二喘一寒一热，治法仍有营卫分途之义。

麻黄附子甘草汤

麻黄_{二两，去节}　附子_{一枚，炮，去皮，切八片}　甘草二两，炙

上三味，以水七升，先煮麻黄一二沸，去上沫_法，纳诸药，煮取三升，去滓_法，温服一升_法，日三服_法。

少阴无里症，欲发汗者，当以熟附固肾，不使麻黄深入肾经劫液为汗。更妙在甘草缓麻黄，于中焦取水谷之津为汗，则内不伤阴，邪从表散，必无过汗亡阳之虑矣。

麻黄附子细辛汤

麻黄_{二两，去节}　细辛_{二两}　附子_{一枚，炮，去皮，破八片}

上三味，以水一斗，先煮麻黄减二升，去上沫_法，纳诸药，煮取三升，去滓_法，温服一升_法，日三服_法。

少阴得太阳之热而病者，用麻黄发太阳之表汗，细

———————————

① 仁：介景楼本作"子"，互参。下同，不再注。

辛散少阴之浮热，相须为用。欲其引麻黄入于少阴，以出太阳陷入之邪，尤借熟附子合表里以温经，外护太阳之刚气，内固少阴之肾根，则津液内守，而微阳不致外亡，此从里达表，由阴出阳之剂也。

麻黄升麻汤

麻黄_{二两半，去节}　升麻_{一两一分}　当归_{一两一分}　知母_{十八铢}　黄芩_{十八铢}　玉竹^①_{十八铢}　石膏_{碎，绵裹}　天门冬_{去心，一方用麦门冬}　茯苓　甘草_炙　白术　白芍药　干姜　桂枝_{各六铢}

上十四味，以水一斗，先煮麻黄一二沸，去上沫_法，纳诸药，煮取三升，去滓_法，分温三服_法。相去如炊三斗米顷，令尽_法，汗出愈。

麻黄升麻汤，方中升散、寒润、收缓、渗泄诸法具备。推其所重，在阴中升阳，故以麻黄升麻名其汤。石膏、黄芩、知母苦辛，清降上焦之津；芍药、天冬酸苦，收引下焦之液；茯苓、甘草甘淡，以生胃津液；当归、白术、玉竹缓脾，以致津液。独是九^②味之药，虽有调和之致，不能提出阴分热邪，故以麻黄、升麻、桂枝、干姜开入阴分，与寒凉药从化其热，庶几在上之燥气除，在下之阴气坚，而厥阴错杂之邪可解。

---

① 玉竹：介景楼本作"葳蕤"，系别名，互参。下同，不再注。
② 九：行素堂本作"埂"，误，今据介景楼本改。

麻黄连轺①赤小豆汤

麻黄二两，去节　　连轺二两　　赤小豆一升　　杏仁四十个，去皮尖　　生姜二两，切　　生梓白皮一升　　甘草二两，炙　　大枣十二枚擘

以上八味，以潦水一斗法，先煮麻黄再沸，去上沫法，纳诸药，煮取三升法，分温三服法，半日服尽法。

麻黄连轺赤小豆汤，表里分解法，或太阳之热，或阳明之热，内合太阴之湿，乃成瘀热发黄，病虽从外之内，而黏着之邪，当从阴以出阳也。杏仁、赤小豆泄肉理湿热，生姜、梓白皮泄肌表湿热，仍以甘草、大枣奠安太阴之气，麻黄使湿热从汗而出太阳，连轺根导湿热从小便而出太阳，潦水助药力从阴出阳。《经》云：湿上甚为热。若湿下行则热解，热解则黄退也。

大青龙汤

麻黄六两，去节　　桂枝二两，去皮　　甘草二两，炙　　杏仁四十个，去皮尖　　生姜三两，切　　大枣十二枚，擘　　石膏如鸡子大，碎，绵裹

上七味，以水九升，先煮麻黄，减二升，去上沫法，纳诸药，煮取三升，去滓法，温服一升。取微似汗法。汗出多，温粉扑之法。一服汗者，停后服。

麻黄、桂枝、越婢②互复成方，取名于龙者，辛热

---

① 连轺：连翘之别名。
② 行素堂本及介景楼本均作"越脾"，误，今据《伤寒论》改。

之剂，复以石膏，变为辛凉，正如龙为阳体，而变其用，则为阴雨也。太阳寒郁于表而生喘，用杏仁降之；太阳热灼于里而无汗，用石膏泄之；麻黄发汗，甘草护营，复有姜、枣以调之，方义专在泄卫，故不用芍药，欲其直达下焦，故倍加铢两，从卫分根本上泄邪。庶几表里郁热之气，顷刻致和，不使有传变之虞。《内经》治远用奇方大制，故称大青龙。

小青龙汤

麻黄三两，去节 桂枝二两，去皮 芍药三两 干姜三两 细辛三两 五味子半升 甘草三两，炙 半夏半升，汤洗

上八味，以水一斗，先煮麻黄减二升，去上沫法，纳诸药，煮取三升，去滓法，温服一升法。

小青龙汤，治太阳表里俱寒，方义迥异于大青龙之治里热也。盖水寒上逆，即涉少阴，肾虚不得已而发表，岂可不相绾照，独泄卫气，立铲孤阳之根乎！故于麻、桂二汤内，不但留芍药之收，拘其散表之猛；再复干姜、五味摄太阳之气，监制其逆；细辛、半夏辛滑香幽，导纲药深入少阴，温散水寒①从阴出阳。推测全方，是不欲发汗之意。推原神妙，亦在乎阳剂而以敛阴为用。偶方小制，故称之曰小青龙。

———————

① 水寒：介景楼本作"寒水"，互参。

桂枝麻黄各半汤

桂枝一两十六铢，去皮　麻黄一两，去节　芍药一两　杏仁二十四粒，去皮尖　甘草一两，炙　生姜一两，切　大枣四枚，擘

上七味，以水五升，先煮麻黄一二沸，去上沫法，纳诸药，煮取一升八合，去滓法，温服六合法。

桂枝、麻黄互复，注解者皆为两解法，是以浅陋之见测仲①圣之深心，良可慨也。曷不观其法，先煮麻黄，后纳诸药，显然麻黄为主，而以桂枝、芍药为监制也。盖太阳邪未解，又因阴阳俱虚，汗吐下皆禁，不能胜麻黄之锐，故监以桂枝，约以白芍，而又铢两各减其半，以为小制。服后得小汗即已②，庶无大汗亡阳之过耳。

桂枝二麻黄一汤

桂枝一两十七铢，去皮　芍药一两六铢　甘草一两二铢，炙　麻黄十六铢，去节　杏仁十六个，去皮尖　生姜一两六铢，切　大枣五枚，擘

上七味，以水五升，先煮麻黄一二沸，去上沫法，纳诸药，煮取二升，去滓法，温服一升法，日再服法。

桂枝铢数多，麻黄铢数少，即啜粥助汗之变法。桂枝汤减用四分之二，麻黄汤减用四分之一，则固表护阴

---

① 原书为"作"，误，今据文义改。
② 已：介景楼本作"而已"，误。

美壶济世千秋业

为主，而以发汗为复，假麻黄开发血脉精气，助桂枝汤于卫分作微汗耳。第十六铢麻黄，不能胜一两十七铢桂枝、一两六铢白芍，则发汗之力太微，故又先煮麻黄为之向导，而以桂枝、芍药袭其后也。

桂枝二越婢一汤[①]

桂枝十八铢，去皮　芍药十八铢　甘草十八铢　生姜一两二铢　大枣四枚，擘　麻黄十八铢，去节　石膏二十四铢，碎，绵裹

上七味，吹咀法，以水五升，煮麻黄一二沸，去上沫法，纳诸药，煮取二升，去滓法，温服一升法。本方当裁为越婢[②]汤、桂枝汤合饮一升法，今合为一方，桂二越婢一。

桂枝二越婢一汤，治脉微无阳。无阳者，阳分亡津之谓，故于桂枝汤照原方用四分之二以和阳，越婢汤照原方用四分之一以行阴。行阴者，发越脾气而行胃中之津，俾阳和津生而脉复，因其病在阳，故有阳用二、阴用一之殊。后人称越脾者，传写之误。

葛根汤

葛根四两　麻黄三两，去节　桂枝二两，去皮　白芍二两　甘草二两，炙　生姜三两，切　大枣十二枚，擘

---

① 桂枝二越婢一汤：行素堂本和介景楼本均作"桂枝二越脾一汤"，误，今据《伤寒论》改。

② 婢：原书作"脾"，误，今据《伤寒论》改。下同，不再注。

上七味，㕮咀法，以水一斗，先煮麻黄、葛根，减二升，去沫法，纳诸药，煮取三升，去滓法，温服一升法。覆取微似汗法，不须啜粥。余如桂枝法将息及禁忌①法。

葛根汤，即桂枝汤加麻黄、倍葛根，以去营实，小变麻、桂之法也。独是葛根、麻黄治营卫实，芍药、桂枝治营卫虚，方中虚实互复者，其微妙在法。先煮麻黄、葛根，减二升，后纳诸药，则是发营卫之汗为先，而固表收阴袭于后，不使热邪传入阳明也。故仲景治太阳病未入阳明者，用以驱邪，断入阳明之路，若阳明正病中，未尝有葛根之方。东垣②、易老③谓葛根是阳明经主药，误也。

葛根加半夏汤

葛根四两　麻黄三两，去节，汤泡，去黄汁，焙干　桂枝二两，去皮　芍药二两　甘草二两，炙　生姜三两，切　大枣十二枚，擘　半夏半升，洗

上八味，以水一斗，先煮葛根、麻黄减二升，去白沫法，纳诸药，煮取三升，去滓法，温服一升法，覆取

---

① 此句介景楼本缺。

② 东垣：李杲，字明之，号东垣老人，河北正定人，金元四大家之一，为补土派之代表，著《脾胃论》《内外伤辨惑论》《兰室秘藏》《医学发明》《药象论》等医书。

③ 易老：张元素，字洁古，河北易州（今易县）人，后人尊称易老，见前注。

微似汗法。

葛根汤，升剂也。半夏辛滑，芍药收阴，降药也。太阳、阳明两经皆病，开阖失机，故以升降法治之。麻、葛、姜、桂其性皆升，惟其升极即有降，理寓于其中。又有芍药、甘草奠安中焦，再加半夏以通阴阳，而气遂下，呕亦止，是先升后降之制也。

吐　　剂

栀子豉汤

栀子十四枚。擘，生用　香豉四合，绵裹

上二味，以水四升，先煮栀子得二升半法，纳豉，煮取一升半，去滓法，分为二服，温进一服法。得吐者，止后服。

栀子豉汤为轻剂，以吐上焦虚热者也。山栀子本非吐药，以此二者生熟互用，涌泄同行，而激之吐也。盖山栀子生则气浮，其性涌，香豉蒸罯①熟腐，其性泄。涌者宣也；泄者，降也。既欲其宣，又欲其降，两者气争于阳分，自必从宣而越于上矣。余以生升熟降为论，柯韵伯以山栀子之性屈曲下行，淡豆豉腐气上蒸而为吐，引证瓜蒂散之吐，亦在于豉汁。吾恐瓜蒂

---

① 罯（ǎn）：覆盖。

亦是上涌之品，吐由瓜蒂，非豉汁也。存之以俟君子教我。

栀子甘草豉汤

栀子十四枚，生用　甘草二两　香豉四合，绵裹

上三味，以水四升，先煮栀子、甘草得二升半法，纳豉，煮取一升半，去滓法，分二服，温进一服法。得吐，止后服。

栀子豉汤[①]，吐胸中热郁之剂。加甘草一味，能治少气，而诸家注释皆谓益中，非理也。盖少气者，一如饮家之短气也，热蕴至高之分，乃加甘草载栀、豉于上，须臾即吐，越出至高之热。

栀子生姜豉汤

栀子十四枚，生用　生姜五两　香豉四合，绵裹

上三味，以水四升，先煮栀子、生姜得二升半法，纳豉，煮取一升半，去滓法，分二服，温进一服法。得吐，止后服。

栀子豉汤加生姜，则又何说也？盖山栀子、淡豆豉为轻剂，以吐胸中之热，若呕则热更在脾，窒于胃矣，故加生姜入胃升散，引领栀、豉从胃中涌热上出也。首章言胸中窒塞，前章言胸之上，此章言胸之下。

---

① 栀子豉汤：行素堂本作"栀子甘草豉汤"，误，今据介景楼本改。

悬壶济世千秋业

栀子厚朴汤

栀子十四枚，生用　　厚朴四两，姜炙　　枳实四两，汤浸，去穰，炒

上三味，以水三升半，煮取一升半，去滓法，分二服，温进一服法。得吐，止后服

栀子厚朴汤，下后遗热心烦，起卧不安，腹满，是三焦病矣，故以上涌下泄为治。凡用栀子，皆取其上涌客热，复以厚朴、枳实者，取其酸苦下泄阴滞，不烦不满，而起卧亦安矣。

瓜蒂散

瓜蒂一分，熬黄　　赤小豆一分　　香豉一合

上三味，各别①捣筛为散已，合治之，取一钱匕法。以香豉一合，用热汤七合，煮作稀糜，去滓法。取汁和散，温顿服之法。不吐者，少少年国，得快吐乃止。诸亡血虚家，不可与瓜蒂散。赤小豆，按本草用细粒赤豆，今人用半红半黑者，恐非。

瓜蒂散乃酸苦涌泄重剂，以吐胸寒者，邪结于胸，不涉太阳表实，只以三物为散，煮作稀糜，留恋中焦以吐之，能事毕矣。瓜蒂性升，味苦而涌，豆性酸敛，味苦而泄，恐其未必即能宣越，故复以香豉汤②陈腐之性，开发实邪，定当越上而吐矣。

---

① 别：介景楼本缺。
② 香豉汤：行素堂本作"淡豆豉汤"，互参。

下　剂

小承气汤

大黄四两，去皮　厚朴二两，炙，去皮　枳实三枚，炙

以上三味，以水四升，煮取一升二合，去滓法，分温二服法。初服汤当更衣，不尔者，尽饮之法。若更衣者，勿服之。

承气者，以下承上也，取法乎地，盖地以受制为资生之道，故胃以酸苦为涌泄之机，若阳明腑实，燥屎不行，地道失矣，乃用制法以去其实。大黄制厚朴，苦胜辛也；厚朴制枳实，辛胜酸也。酸以胜胃气之实，苦以化小肠之糟粕，辛以开大肠之秘结。燥屎去，地道通，阴气承，故曰承气。独治胃实，故曰小。

大承气汤

芒硝三两　大黄四两，去皮，酒洗　厚朴八两，炙，去皮
枳实五枚，炙

上四味，以水一斗，先煮二物，取五升，去滓法，纳大黄，煮取二升，去滓法，纳芒硝，更上微火一二沸法，温再服法。得下余勿服。

芒硝入肾，破泄阴气，用以承气者，何也？当知夺阴者芒硝，而通阴者亦芒硝。盖阳明燥结日久，至于潮热，其肾中真水，为阳明热邪吸引，告竭甚急矣。若徒

用大黄、厚朴、枳实制胜之法，以攻阳明，安能使下焦燥结急去，以存阴气？故用假途灭虢之策，借芒硝直入下焦，软坚润燥，而后大黄、厚朴、枳实得破阳明之实，破中焦竟犯下焦，故称之曰大。因《经①》言：下不以偶。所以大黄、芒硝再分两次纳煎，乃是偶方而用奇法，以杀其势，展转②回顾有如此。

调胃承气汤

大黄四两，清酒浸　甘草二两，炙　芒硝半升

上三味，㕮咀法，以水三升，煮取一升，去滓法，纳芒硝，更上火微煮令沸法，少少温服之。

调胃承气者，以甘草缓大黄、芒硝留中泄热，故曰调胃，非恶硝、黄伤胃而用甘草也。泄尽胃中无形结热，而阴气亦得上承，故亦曰承气。其义亦用制胜，甘草制芒硝，甘胜咸也；芒硝制大黄，咸胜苦也。去枳实、厚朴者，热邪结胃劫津，恐辛燥重劫胃津也。

桃仁承气汤

桃仁五十个，去皮尖　桂枝二两，去皮　大黄四两，去皮
芒硝二两　甘草二两

上五味，以水七升，煮取二升半，去滓法，纳芒硝，更上火微沸，下火先食法，温服五合法，日三服法。

---

① 经：此句出自《素问·奇病论》。
② 展转：同今"辗转"。

当微利。

桃仁承气，治太阳热结解而血复结于少阳枢纽间者，必攻血通阴，乃得阴气上承。大黄、芒热、甘草本皆入血之品，必主之以桃仁，直达血所，攻其急结，仍佐桂枝泄太阳随经之余热，内外分解，庶血结无留恋之处矣。

小陷胸汤

瓜蒌实_{大者一枚}　黄连_{一两}　半夏_{半升，洗}

上三味，以水六升，先煮瓜蒌，取三升，去滓_法，纳诸药，煮取二升，去滓_法，分温三服_法。

结胸，按之始痛者，邪在脉络也。故小陷胸止陷脉络之邪，从无形之气而散。瓜蒌生于蔓草，故能入络；半夏成于坤月，故亦通阴。二者性皆滑利，内通结气，使黄连直趋少阴，陷脉络之热，攻虽不峻，胸中亦如陷阵，故名陷胸。仅陷中焦脉络之邪，不及下焦，故名小。

大陷胸汤

大黄_{六两，去皮}　芒硝_{一升}　甘遂_{一钱匕}

上三味，以水六升，先煮大黄取二升，去滓_法，纳芒硝一二沸_法，纳甘遂末_法，温服一升_法。得快利，止后服。

大陷胸汤，陷胸膈间与肠胃有形之垢并解，邪从心下至少腹硬满而痛不可近，邪不在一经矣。胸膈为阳明之维，太阳之门户，太阳寒水之气结于阳明，当以猛烈之剂，竟从阳明攻陷。大黄陷热结，甘遂攻水结，佐以芒硝之监①制二者之苦，不令直行而下，使其引入硬满之处，软坚破结，导去热邪。

〔又〕**大陷胸汤**

栝蒌实一枚，去皮　甘遂四两　桂枝四两，去皮　人参四两　大枣十二枚，擘

上五味，以水七升，煮取三升，去滓法，温服一升法。胸中无坚，勿与之。

大陷胸汤有二方者，一陷中、下二焦之邪，此陷上、中二焦之邪也。瓜蒌陷胸中之痰，甘遂陷经隧之水，以桂枝回护经气，以人参奠安里气，仍以大枣泄营，徐徐纵热下行，得成陷下清化之功。

大陷胸丸

葶苈子半升，熬　杏仁半升，去皮尖，熬黑　大黄八两，去皮　芒硝半升

上四味，捣筛大黄、葶苈子二味法，纳杏仁、芒硝，合研如脂，和散取如弹丸一枚法，别捣甘遂末一钱匕，白蜜二合，水二升，煮取一升法，温顿服之法。一宿乃下。如不下，更服法，取下为效。禁如药法。

大陷胸丸，从高陷下，三焦并攻。结胸项强，邪据

_____

① 监：原书及介景楼本皆作"盐"，误，今据文义改。

太阳之高位矣，故用葶苈子、杏仁以陷上焦之，甘遂以陷中焦，大黄、芒硝以陷下焦，庶上下之邪，一治成功。其法之微妙，并申明之。捣为丸者，唯恐药性峻利，不能逗留于上而攻结也。不与丸服者，唯恐滞而不行也。以水煮之，再纳白蜜者，又欲其缓攻于下也。其析义之精又如此。王海藏[①]曰：大陷胸汤治太阳热实，大陷胸丸治阳明热喘，小陷胸汤治少阳热痞。虽非仲景之意，此理颇通，姑志[②]之。

大柴胡汤

柴胡八两　黄芩三两　半夏半升　生姜五两，切　大枣十二枚，擘　芍药三两　枳实四枚，炙　大黄二两，去皮，酒洗

上八[③]味，以水一斗二升，煮取六升，去滓再煎法，温服一升法，日三服法。一方加大黄二两，若不加大黄，恐不为大柴胡汤也。是言古方有二，仲景采其有大黄者而申明之，此是明言二焦并治，乃得称大。

大柴胡汤，下也。前章言少阳证不可下，而此复出下法者，以热邪从少阳而来，结于阳明，而少阳未罢，不得不借柴胡汤以下阳明无形之热。故于本方去人参、

---

①　王海藏：王好古，字进之，号海藏，河北赵县人，元代著名医家，李东垣之高足，著《阴证略例》《汤液本草》《医垒元戎》《此事难知》《仲景详辨》《活人节要歌括》《斑疹论》《伤寒辨惑论》等书。

②　志：行素堂本作"识"，互参。

③　八：行素堂本作"八"，介景楼本作"七"，误，因方中已有大黄，合为八味。

甘草实脾之药，倍加生姜，佐柴胡解表，加赤芍破里结，则枳实、大黄下之不碍表邪矣。柴胡治中，大黄导下，二焦并治，故称大。

柴胡加芒硝汤

柴胡二两十六铢　黄芩一两　人参一两　甘草一两，炙　生姜一两，切　半夏五枚　大枣四枚　芒硝二两

上八①味，以水四升，煮取二升，去滓法，分二服法。以解为瘥，不解，更作服。

芒硝治久热胃闭，少阳热已入胃而犹潮热、胁满者，则热在胃而证未离少阳，治亦仍用柴胡，但加芒硝以涤胃热，仍从少阳之枢外出，使其中外荡涤无遗，乃为合法。钱塘张锡驹②云：应以大柴胡加芒硝。其理亦通，姑志之。

柴胡加大黄芒硝桑螵蛸汤

柴胡二两　黄芩十八铢　人参十八铢　甘草十八铢，炙　生姜十八铢，切　半夏五枚，洗　大枣四枚，擘　芒硝三合　大黄四两，去皮，酒洗　桑螵蛸五枚

上前七味，以水四升，煮取二升，去滓法，下芒硝、大黄、桑螵蛸，煮取一升半，去滓法，温服五合法。微下即愈。本方柴胡再服，以解其外，余一服加芒硝、

---

① 八：介景楼本作"七"，误，今从行素堂。

② 张锡驹：字令韶，浙江杭州人，清代医家，著《伤寒论直解》《胃气论》。

大黄、桑螵蛸。

柴胡加桑螵蛸汤，此亦有方而无证。大都用柴胡汤，其邪必从少阳而来，热及于阳明者，加芒硝；热实于阳明者，加大黄。其邪入阳明，而后可议下。然里虚之应下者，加芒硝当佐人参以安中。若加大黄，当佐桑螵蛸固阴续绝以安下，此少阳而有阳明症者，下之之方也。

桂枝加大黄汤

桂枝三两　芍药六两　甘草二两，炙　生姜三两，切　大枣十二枚，擘　大黄二两，去皮

上六味，哎咀法，以水七升，煮取三升，去滓法，温服一升。

大黄入于桂枝汤中，欲其破脾实而不伤阴也。大黄非治太阴之药，脾实腹痛是肠中燥矢[①]不去，显然太阴转属阳明而阳道实，故以生姜、桂枝入太阴升阳分杀太阴结滞，则大黄入脾反有理阴之功，即调胃承气之义。燥矢[①]去，而阳明之内道通，则太阴之经气出注运行而腹痛减，是双解法也。如下文云：其人胃气弱者，大黄、芍药宜减之。岂非太阴属阳明之论治乎！

枳实栀子豉汤

枳实三枚，炙　山栀子十四枚，擘　淡豆豉[②]一升，绵裹

────────────

① 矢：介景楼本作"屎"，互通。

② 淡豆豉：介景楼本作"香豉"，互参。

上三味，以清浆水七升空煎，取四升法，纳枳实、山栀子，煮取二升法，纳淡豆豉①，更煮五六沸，去滓法，温分再服法。覆令微似汗法。若有宿食，加大黄如博棋子大五六枚。

枳实栀子豉汤，微汗、微下方也。大都瘥复必虚实相兼，故汗之不欲其大汗，下之不欲其大下。山栀、淡豆豉，上焦药也，复以枳实宣通于中焦，再用清浆水空煮，减三升，则水性熟而沉，山栀、淡豆豉轻而清，不吐不下，必发于表，故覆之必有微汗。若欲微下，再加大黄如围棋子大，佐枳实下泄，助熟水下沉，则山栀、淡豆豉从上泻下，三焦通畅，营卫得和，而劳复愈，故云微下。

四逆散

柴胡十分　枳实十分，炙　芍药十分　甘草十分，炙

上四味，各十分，捣筛法，白饮和服方寸匕法，日三服法。

四逆散，与四逆汤药品皆异者，此四逆由于热深而厥也。《素问·厥论》云：阴气虚则阳气入，胃不和而精气竭，则不营其四肢。《厥阴篇》曰：前热者后必厥，厥深热亦深，厥微热亦微，厥应下之。故虽少阴逆，而属阳邪陷入者亦可下，但不用寒下耳。热

---

① 淡豆豉：介景楼本作"豉"，互参。下同，不再注。

邪伤阴，以芍药、甘草和其阴；热邪结阴，以枳实泄其阴；阳邪伤阴，阴不接阳，以柴胡和其枢纽之阳。此四味而为下法者，从苦胜辛、辛胜酸、酸胜甘，乃可以胜肾邪，故得称下。服以散者，取药性缓乃能入阴也。

白散

桔梗_{三分}　贝母_{三分}　巴豆_{一分，去皮心，熬黑，研如脂}

上三味，为末①_法，纳巴豆，更于臼中杵之_法，以白饮和服_法。强人半钱匕②，羸③者减之。病在膈上必吐，在膈下必利。不利，进热粥一杯_法。利过不止，进冷粥一杯_法。身热皮粟不解，欲引衣自覆者，若以水之噀④之洗之，益令热劫⑤不得出。当汗而不汗则烦，假令汗出已，腹中痛，与芍药三两，如上法。

白散，结胸者亦可服。其义仍在，噀水灌水，外寒实表，热却于内，故用桔梗、贝母开提肺气，以泄表实，使巴豆散水寒，开胸结。法用熬黑者，熟则性缓，欲其入胃，缓缓劫寒破结。作散服者，至中焦而药性散也。三味分入手足两经者，以脾胃寄旺于各脏，借以治

---

① 末：介景楼本作"沫"，误。
② 匕：原书脱，据《伤寒论》补。
③ 羸：二本均作"嬴"，误。今据文义改。
④ 噀（xùn）：喷。
⑤ 劫：介景楼本作"却"，误。今从行素堂本。

标本也。

麻仁丸

麻子仁二升　杏仁一斤，去皮尖　白芍八两　大黄一斤，去皮　厚朴一尺，炙去皮　枳实八两

上六味，为末，炼蜜为丸梧子大法，饮服十丸法，日二服法。渐加，以利为度法。

下法不曰承气，而曰麻仁者，明指脾约为脾土过燥，胃液日亡，故以火麻仁、杏仁润脾燥，白芍安脾阴，而后以枳实、厚朴、大黄承气法胜之，则下不亡阴。法中用丸渐加者，脾燥宜用缓法，以遂脾欲，非比胃实当急下也。

抵当汤

水蛭三十个①，熬　虻虫三十个，熬，去翅足　桃仁三十个，去皮尖　大黄三两，去皮，酒浸

上四味，为末法，以水五升，煮取三升，去滓法，温服一升法。不下，再服法。

抵当者，至当也。蓄血者，死阴之属，真气营运而不入者也，故草木不能独治其邪，务必以灵动嗜血之虫为向导。飞者走阳络，潜者走阴络，引领桃仁攻血，大黄下热，破无情之血结，诚为至当不易之方，毋惧乎药之险也。

---

① 三十个：《金匮》同，介景楼本作"十三个"，误。

抵当丸

水蛭二十个　虻虫二十个，去翅足，熬　桃仁二十五个　大黄三两，去皮

上四味，杵，分为四丸。以水一升煮一丸法，取七合服之法。晬时当下血，若不下者，更服法。

血蓄少腹中①者，亦必以水蛭、虻虫攻之，乃为至当，总非桃仁承气等足以动其血，故仲景云：不可余药。但于方中减其虫数，易以丸制，宜少服之，攻得轻重缓急之宜矣。

五苓散

猪苓十八铢，去皮　茯苓十八铢　泽泻一两六铢　白术十八铢　肉桂五钱，去皮

上五味，为末法，以白饮和服方寸匕法，日三服法。多服暖水法，汗出愈。

苓，臣药也。二苓相辅，则五者之中，可为君药矣，故曰五苓。猪苓、泽泻相须，藉泽泻之咸以润下，茯苓、白术相须，藉白术之燥以升精。脾精升，则湿热散而小便利，即东垣欲降先升之理也。然欲小便利者，又难越膀胱一腑，故以肉桂热因热用，内通阳道，使太阳里水引而竭之，当知是汤专治留着之水渗于肌肉而为肿满。若水肿与足太阴无涉者，又非对证之方。

---

① 中：介景楼本作"之满"，误。

猪苓汤①

猪苓—两，去皮　茯苓—两　阿胶—两　滑石—两　泽
泻—两

上五味，以水四升，先煮四味，取二升，去滓法，
纳下阿胶烊消，温服七合法，日三服。

五者皆利水药，标其性之最利者名之，故曰猪苓
汤，与五苓之用，其义天渊。五苓散治太阳入本，利水
兼②以实脾守阳，是通而固者也。猪苓汤治阳明少阴热
结，利水复以滑窍育阴，是通而利者也。盖热邪壅闭劫
阴，取滑石滑利三焦。泄热、救阴、淡渗之剂，唯恐重
亡其阴，取阿胶即从利水中育阴，是滋养无形以行有形
也。故仲景云：汗多胃燥，虽渴而里无热者，不可
与也。

十枣汤

芫花熬　甘遂　大戟各等分　大枣十枚，擘

上三味，等分，各别捣为散法，以水一升半，先煮
大枣肥者十枚，取八合，去滓法，纳药末，强人服一钱
匕，羸人服半钱法，温服之法，平旦服法。若下少病不
除者，明日更服加半钱法，得快下利后，糜粥自养法。

攻饮汤剂，每以大枣缓甘遂、大戟之性者，欲其循

---

① 猪苓汤：行素堂本无此方及方论，今据介景楼本补缺。
② 兼：两版本皆作"监"，误，今据文义改。

行经隧，不欲其竟走肠胃也，故不名其方而名法，曰十枣汤。芫花之辛，轻清入肺，直从至高之分去菀陈莝，以甘遂、大戟之苦，佐大枣甘而泄者缓攻之，则从心及胁之饮，皆从二便出矣。

牡蛎泽泻散

牡蛎_熬　泽泻　海藻_{洗去盐}　蜀漆_{洗去腥}　葶苈子_熬　商陆根_熬　天花粉①_{以上各等分}

上七味，异捣，下筛为散_法，更入臼中治之_法，白饮和服方寸匕_法。小便利，止后服_法。日二服_法。

牡蛎、泽泻名其散者，治湿取重咸也。盖逐水宜苦，消肿宜咸，牡蛎、泽泻、海藻之咸，蜀漆、葶苈子、天花粉①、商陆之酸苦辛，相使相须，皆从阴出阳之药也。咸软之，苦平之，辛泄之，酸约之，其性必归于下，而胜湿消肿。服法用散者，以商陆水煎能杀人也。

蜜煎导法②（附）

蜜_{七合}

上一味，纳铜器中，微火煎如饴，勿令焦_法。俟可丸，捻作挺，如指许长二寸，当热作，令头锐，纳谷道中_法，以后手急抱，欲大便时乃去之。

----

①　天花粉：介景楼本作"栝蒌根"，系别名，互参。
②　蜜煎导法：行素堂本缺此方及方论，今据介景楼本补。

吴
壶
济
世
千
秋
业

蜜煎外导者，胃无实邪，津液枯涸，气道结涩，燥尿不下，乃用蜜煎导之。虽曰外润魄门，实导引大肠之气下行也，故曰土瓜根亦可为导。

猪胆导法[①]（附）

大猪胆一枚

上泻汁，和醋少许，以灌谷道中，如一食顷，当大便出。

猪胆导者，热结于下，肠满胃虚，承气等汤恐重伤胃气，乃用猪胆之寒，苦酒之酸，收引上入肠中，非但导去有形之垢，并能涤尽无形之热。

---

① 猪胆导法：行素堂本缺此方及方论，今据介景楼本补。

中　卷

内　科

秫米半夏汤

秫米一升　半夏五合

上以流水千里以外者八①升，扬之万遍，取其清五升煮之，炊以苇薪，火沸置秫米、半夏，徐炊令竭一升半，去渣，饮汁一小杯，日三，稍益，以知为度。故其病新发者，覆杯则卧，汗出则已矣；久者，三饮而已也。

秫米半夏汤，非治奇经跷络方也。按《二十六难》曰：经有十二，络有十五，余三络，阳跷、阴跷、脾之大络也。凡经络二十七气相随上下，其跷络不拘于十二经。四明陈氏②曰：阳跷统诸阳络，阴跷统诸阴络。越人③云：络脉满溢，不能拘通，譬之沟渠满溢，流注深

---

① 行素堂本作"人"，误，今据介景楼本改。

② 四明陈氏：陈藏器，浙江四明（今鄞县）人，唐代药学家，著《本草拾遗》十卷。

③ 越人：秦越人，又名扁鹊，战国时期杰出医家，全科医生，著《扁鹊内经》《扁鹊外经》均佚，《难经》系后人托名秦越人之作。

吴壶济世千秋业

湖而不环周，故十二经不能拘其蹻络，而蹻络亦不能拘十二经。是以治奇经，古无八脉药石之方，止有八脉针刺之法。今厥气客于脏腑，卫气独行于阳，阳蹻气盛不得入于阴，阴虚目不瞑。用秫米半夏汤者，以药石不能直入阳蹻，故治胃以泄卫气也。半夏辛温，入胃经气分。秫，糯也，北地之膏粱茹粟也，甘酸入胃经血分。千里水扬之万遍，与甘澜水同义，取其轻扬，不助阴邪，饮以苇薪，武火也，火沸入药，仍[①]徐炊令减，寓升降之法。升以半夏，从阳分通卫泄邪，降以秫米，入阴分通营补虚，阴阳通，卧立至，汗自出，故曰汗出则已矣。

马膏生桑桂酒方

马膏_{髻项上脂}　生桑灰_{桑枝炒灰}　桂_{用桂枝}　白酒

以马膏膏其急者，以白酒和桂以涂其缓者，以桑钩钩之，即以生桑灰置之坎中，高下以坐等，以膏熨急颊，且饮美酒，啖美炙肉，不饮酒者，自强也，为之三拊而已。

《灵枢》云：季春痹者，北地之真中风也。春三月阳气清明，其风之中人也，不能深入，中于阳明之络，猝口僻，急者目不合，热则筋纵目不开，以北地风高气燥，非辛散祛风药可疗，故外用和阳润燥涂熨之法。邪中左颊则口㖞于右，邪中右颊则口㖞于左。无邪者，筋

---

① 仍：介景楼本作"乃"，误。

急引颊移口，皮肤顽痹，故用马膏甘辛柔缓以摩其急，润其血脉，通其痹。中邪者，筋弛纵，缓不胜收，故用桂之辛热，酒之活络，急以涂其缓，和其营卫，通其血络。以桑钩钩之，钩其颊也。坎，颊间之坎陷也。即以生桑灰者，生者，活也，随时采活桑枝炒灰，取其性锐力足，通节窍，祛风痹。高下以坐等者，以桑灰置之坎中，务使高下厚薄相等，然后以膏熨急颊，令桑性入络，调匀马膏舒筋润痹。三拊者，轻手拊拍其三次也。饮以美酒，病在上者，酒以行之。啖美炙肉，助胃气上升于络也。若夫燔针劫刺，俟明者释之。

生铁洛①饮

生铁洛

以清水浸一伏，研澄，饮水。按《甲乙经》铁洛为饮，作为后饭。

生铁洛，未经煅炼，是炉冶间初锤生铁，飞出如蛾者，治夏令之时邪。以夏气在脏，所恶于火，故病则厥阳怒狂。厥阳者，入夏太阳气反微，少阳气尚静。若太阳脉动于项两旁、大筋前陷者中，天窗穴间，是太阳脉气所发之处。少阳脉动于曲颊下，天容穴间，是少阳脉气所发之处。其二脉不应动而大动，是为厥。治之不以

---

① 铁洛：铁落之别名，生铁落饮出自《素问》。

药石者,《经①》言药石发癫,芳草发狂,故以生铁洛用水研浸为饮。盖铁之生者,气寒味辛,其性直行内降,下气疾速,用其捶出之花,庶得外走经络,开结于木火之中,则狂怒自己②。《甲乙经》云:饮以铁洛,作为后饭。《病能论③》又云:夺其食则已。是谷气又在禁例。或者以麦食为后饭,并可镇肝,存之以俟君子。

泽术麋衔散

泽泻十分　白术十分　麋衔草④五分

上合以三指撮为后饭。

泽术麋衔散,岐伯治酒风,即《风论》曰:饮酒中风,则为漏风。其伤在脾胃,病身热懒惰,汗出如浴,恶风少气,应秋令之时邪,以秋气在分肉,所恶于湿,内因酒湿所伤,则邪留肌肉,外因风邪伤卫,则阳气去,腠理疏,玄府开,筋痿弱,是发证之所由来也。麋衔草祛在表之风,泽泻渗在里之湿,白术助脾胃之气以却邪。合以三指撮者,是为散,欲其缓于中以去病也。后饭者,即仲景云:服药已,须臾,啜稀粥一升余,以助药力也。

---

① 经:此句出自《素问·奇病论》。
② 自己:介景楼本作"自已",误。
③ 病能论:介景楼本作"病能本论",误。
④ 麋衔草:疑为"鹿衔草"。

药熨法

醇酒二十升　蜀椒一升　生干姜一斤　桂心一斤

凡四种，皆㕮咀，渍酒中，用绵絮一斤，细白布四丈，并纳酒中，置酒马矢煴①中，盖封涂，勿使泄。五日五夜出布，绵絮曝干之，干复渍，以尽其汁，每渍必晬其日乃出干，干并用渣与绵絮复布为复巾，长六七尺，为六七巾，则用之。生桑炭炙巾，以熨寒痹所刺之处，令热入至于病所，寒，复炙巾以熨之，三十遍而止，汗出以巾试身，亦三十遍而止。

药熨大人之寒痹。大人者，富贵之人也。寒痹者，时痛而皮肤不仁也。其血脉筋骨虽痹，而禀气清灵，但以药熨导引即可蠲痹，非若刺布衣而必以火焠之也。花椒、醇酒、生干姜、肉桂专通营气，以散血分之寒。渍酒置马矢煴中，马矢，西北方常用之，取其微火，非有他义也。晬，尽日也。复巾，夹袋也。熨至于汗，庶营气得通。熨凡三十遍者，欲其寒邪去尽。以巾试身亦必三十遍者，恐汗液之气留也。

角发酒

左角发方一寸，左之长发

刺厥不已，以竹管吹其两耳陶隐居云：吹其左耳极三度，复吹其右耳三度。再剃其左角之发，燔治，饮以美酒一杯，

---

① 煴（yūn）：没有光焰的火，指微火。

絳雪園古方選注

美壺濟世千秋業

不能飲者，灌之而已。

邪客于四臟一腑之絡，乃為尸厥者，以心腎為水火絡，肺脾為天地絡，胃為中土絡，此五絡皆會于耳中，上絡左角。若陰陽相離，不能交會，則身脈動而形無知，其狀如尸，當刺五絡之井。不已，先以竹管吹耳，以通五絡之會。再剃其左角之發，燔為血余，入絡化瘀，以通左角。《本草經》云：血余，仍自還神化也。飲以美酒，使絡氣與衛氣相通，庶陽和厥醒。《血氣形志篇》云：經絡不通，病生于不仁，治之以醪藥也①。余按今世神針難得，可用犀角、柏子仁、石菖蒲、羚羊角、桑葉、女貞子、生地、當歸，蒸為藥露取之，內通四臟一腑之絡以代針，調入血余以代燔，內治之法，其理亦通。

蘭草湯

蘭草

水煎服。

蘭草，《綱目》曰省頭草。朱震亨②曰：花葉俱香，燥濕不變。《內經》：脾癉口甘。岐伯：脾癉是五有余之疾，必其人數食甘美而多肥，五氣上溢，轉為消渴之

---

① 治之以醪藥也：《素問·血氣形志篇》作："治以按摩醪藥也。"

② 朱震亨：字彥修，又稱丹溪，浙江義烏人，金元四大家之一，系滋陰派（養陰派）之代表，著《格致余論》《丹溪心法》《局方發揮》《本草衍義補遺》等書。

痒，治之以兰。即自注云：除陈气也。除，谓去也；陈，谓久也。言惟此清疏，可除脾经陈久蕴蓄之热。盖其味辛性寒，主开结利窍，解热止渴，故以一味单行，能使肥甘不化之气，荡涤无余，则其性之峻利可知，苟非肥美所发之痒，又非所宜也。

四君子汤

人参二钱　白术二钱，炒　茯苓二钱　炙甘草一钱　生姜三片　大枣二枚

上水煎，温服。

汤以君子名，功专健脾和胃，以受水谷之精气，而输布于四脏，一如君子有成人之德也。入太阴、阳明二经。然其主治在脾，故药品分两皆用偶数，白术健脾阳，复人参保脾阳，炙草和胃阴，复茯苓通胃阳，大枣悦脾，生姜通胃，理运阴阳，刚柔相济，诚为生化良方。加广陈皮、半夏名六君子，不特为脾经治痰，而半夏入胃，有交通上下阴阳之神妙。

十全大补汤

人参二钱　白术二钱，土炒　茯苓二钱　炙甘草一钱　当归三钱　川芎一钱　生地三钱　白芍二钱　黄芪一钱　肉桂一钱

上水二钟，煎八分，食远服。

四君子、四物汤，加黄芪、肉桂，是刚柔复法。盖脾为柔脏，制以四君刚药，恐过刚损柔，乃复黄芪维持

柔气；肝为刚脏，制以四物柔药，恐过柔损刚，乃复肉桂回护刚气。调剂周密，是谓十全。独补肝脾而曰大者，《太阴阳明论》云：脾脏者，常著胃土之精者也。生万物而法天地，为后天立命之本。肝虽牡脏而位卑，不使其有虚实乘胜之患，故必补益之中仍寓刚柔互制之法，俾肝和脾健，中宫生化不息，一如天地位而万物育，故曰大补。

归脾汤

人参二钱　白术二钱，土炒　茯神二钱　炙甘草五分
黄芪二钱　当归一钱　枣仁二钱，炒黑　远志一钱，去心，炒
木香五分　桂圆①七枚

水二盏，煎七分，食远服。

归脾者，调四脏之神志魂魄，皆归向于脾也。盖五味入胃，必籍脾与胃行其津液，以转输于四脏，而四脏亦必先承顺乎脾，而为气化流行之根本。假如土者，生万物而法天地，为博厚之体，然无水则燥，无火则滥，无木则实，无金则死。《阴符经②》曰：生者死之根，死者生之根也。人参、白术、茯神、炙甘草四君子汤以健脾胃，佐以木香醒脾气，桂圆和脾血，先以调剂中

---

① 桂圆：行素堂本作"龙眼肉"，系别名，互参。下同，不再注。
② 阴符经：旧题黄帝撰，系道家著作，内容阐述道家政治哲学思想，亦涉及纵横、兵法、修养及丹术，提出"心生于物，死于物"，后世注家有四十余。

州，复以黄芪走肺固魄，酸枣仁走心敛神。安固膈上二脏，当归入肝，芳以悦其魂，远志入肾，辛以通其志，通调膈下二脏，四脏安和，其神志魂魄自然归向于脾，而脾亦能受水谷之气灌溉四旁，荣养气血矣。独是药性各走一脏，足经方杂用手经药者，以黄芪与当归、酸枣仁与远志，有相须之理，且黄芪味入脾而气走肺，酸枣仁味入肝而色走心，故借用不悖。四君子汤用茯苓，改用茯神者，以苓为死气，而神得松之生气耳。

补中益气汤

人参三分，嗽者去之　白术三分，土炒　黄芪一钱，蜜炙
当归五分，酒焙　柴胡二分或三分　升麻二分或三分　陈皮二分
或三分　甘草五分，炙

上件㕮咀，都作一服，水二盏，煎至一盏，去滓，食远稍热服。

气者，专言后天之气，出于胃，即所谓清气、卫气、谷气、营气、运气、生气、阳气、春升之气、后天三焦之气也。分而言之则异，其实一也。东垣以后天立论，从《内经》劳者温之，损者益之。故以辛甘温之剂，温足太阴、厥阴，升足少阳、阳明。黄芪、当归和营气以畅阳，佐柴胡引少阳清气从左出阴之阳，人参、白术实卫气以填中，佐升麻引春升之气从下而上达阳明，陈皮运卫气，甘草和营气。原其方不特重人参、黄芪、当归、白术温补肝脾，意在升麻、柴胡升举清阳之

气转运中州，故不仅名补中，而复申之曰益气。

人参养营汤

人参一钱　白术一钱，土炒　茯苓七分　广陈皮一钱　甘草一钱，炙　熟地黄七分　当归一钱　白芍一钱五分　黄芪一钱　肉桂一钱　远志肉五分　五味子七分

上水二钟，加生姜三片①，大枣二枚，煎八分，食远温服。

养营者，调养营气循卫而行，不使其行之度数疾于卫也。故于十全大补汤中减川芎行血之品，独用血分填补收敛之药，则营行之度缓于气分。药中加广陈皮行气之品，则卫行之度速。观其一减一加，便能调平营卫，使其行度不愆。复远志、五味子者，《经》言：营出中焦。心经主之，以远志通肾，使阴精上奉于心，佐以五味子收摄神明，一通一敛，则营有所主而长养矣。

《古今录验②》续命汤

麻黄三钱，去节，泡，去沫，炒　桂枝三钱　杏仁三十枚，去皮尖　石膏二钱　甘草三钱，炙　干姜三钱　人参三钱　当归三钱　川芎一钱

上九味，水煎温服，当薄覆脊，凭几坐，汗出则愈，不汗更服。无所禁，勿当风。

---

① 三片：介景楼本作"二片"，互参。

② 古今录验：即《古今录验方》，唐·甄立言撰，五十卷，原书已佚，佚文见《外台秘要》《医心方》。

《古今录验》者，其方录于竹简，从古至汉，始刊于《金匮要略》附方中。续命者，有却病延年之功。按《十六国春秋[①]》，有卢循遗刘裕益智粽，裕乃答以续命汤，又欧阳修[②]有"细为续命丝"之句，可征二字之谓延年矣。药品同于大青龙汤，借川芎佐桂枝以治风痹，干姜佐麻黄以治寒痹，杏仁佐石膏以治热痹。独桂枝、人参并用，仲景谓之新加，以之治真中风，似乎宜实表。然真中风虽有客邪，仍以内因为重，邪风中人，身痹必由表虚，络脉弛纵必由里热，故气宜固，血宜活，风寒宜散，脉络宜凉，自当内外施治，以辟邪风，非处方之冗杂也！

二陈汤

半夏二钱，姜矾制　陈皮一钱，去白　茯苓一钱　甘草五分

上水一钟五分，加生姜一片，煎八分，温服。

二陈汤，古之祖方也。汪讱庵谓其专走脾胃二经，豁痰去湿。余细绎之，其功在利三焦之窍，通经隧之壅，而痰饮自化，非劫痰也。观《内经》有"饮"字，而无"痰"字，两汉以前谓之淡饮，至仲景始分痰、

---

① 十六国春秋：北魏·崔鸿撰，一百卷，传记体晋代北方十六国史。

② 欧阳修：北宋文学家、史学家，唐宋八大家之一，官至枢密副使，参知政事，修《新唐书》，撰《新五代史》，著《欧阳文忠集》。

饮，义可知矣。因其通利无形之气，古人警戒橘皮、半夏必以陈者为良，恐燥散之性，能伤正气耳，故汤即以二陈名。若云劫痰，正当以大辛大散开辟浊阴，何反惧其太过耶！再使以甘草缓而行之，益见其不欲伤气之意。

平胃散

茅山①苍术五两，去粗皮，米泔浸　　紫厚朴去皮，姜汁炒，三两二钱　　广陈皮三两二钱，去白　　甘草二两，炙

上为细末，每服二钱，水一盏，姜三片，枣二枚，同煎七分，温服。

胃为水土之脏，长生于申。水谷之入于胃也，分为三隧，其糟粕一隧下入小肠，传于大肠，全赖燥火二气，变化传送。若火不温而金不燥，失其长生之气，上虽有心阳以扶土，而下焦川渎失利，则胃中泛滥而成卑湿之土，为湿满，为濡泻。治以苍术辛温，助胃行湿，升发谷气；厚朴苦温，辟阴去浊，温胃渗湿；甘草调和小肠，橘红通理大肠。胃气安常，大小肠处顺，故曰平胃。相传出自龙宫禁方，俟君子正之。

栝蒌根桂枝汤

栝蒌根②三钱　　桂枝一钱五分　　芍药二钱　　甘草一钱五分

---

① 茅山：江苏西南部，盛产苍术，为佳品。

② 栝蒌根：行素堂本作"天花粉"，互参。栝蒌根系天花粉之别名。

生姜三片　大枣二枚

上六味，以水三升，煮取一升，去滓，温服取微汗，汗不出，食顷食热粥发之。分两遵喻嘉言法，其意颇通。

《金匮要略》诸篇，每多合论，其间或邪异而病在一经，或邪同而病在各经者，分证论治，悉相贯彻。若后人选注其方，不相绾①照前后原文，则是有阙。本篇大旨，若循章偏注，而方选又难于博采，不得已，择方中之可以摘选者，为之申明一二，并使前论益明，是犹一隅之告耳。即如太阳痉湿病，非但发热无汗恶寒，更加身体强几几，脉反沉迟，明是风湿混扰于太阳，阳气为湿邪所滞，不得宣通，非寒邪之沉迟脉也。治以栝蒌根桂枝汤者，风则用桂枝汤成法，湿则君以栝蒌根，酸苦入阴，内走经络，解天行时热以降湿，合之桂枝和卫而治痉，是表法变为和法也。

防己黄汤

防己一两　甘草半两，炒　　白术七钱半　　黄芪一两一分，去芦

上锉麻豆大，每抄五钱匕，生姜四片，大枣一枚，水盏半，煎八分，去滓，温服，良久再服。喘者加麻黄半两，胃中不和者加芍药三分，气上冲者加桂枝三分，

---

①　绾（wǎn）：原书作"萓"，两版本同，误，今据文义改。绾，贯通、联系。

下有陈寒者加细辛三分。服后当如虫行皮中，从腰下如冰①，暖坐被上，又以一被绕腰下，温令微汗，瘥。

防己茯苓汤

防己三两　黄芪三两　桂枝三两　茯苓六两　甘草二两

上五味，以水六升，煮取二升，分温三服。

汉防己，太阳经入里之药，泄腠理，疗风水，通治风湿、皮水二证。《金匮》汗出恶风者，佐白术；水气在皮肤中聂聂动者，佐桂枝。一以培土，一以和阳，同治表邪，微分标本。盖水湿之阳虚，因湿滞于里而汗出，故以白术培土，加干姜、大枣和中，胃不和再加芍药。皮水之阳虚，因风水袭于表，内合于肺，故用桂枝解肌散邪兼固阳气，不须干姜、大枣以和中也。黄芪汤方下云：服药当如虫行皮中，从腰下如冰。可知其汗仅在上部，而不至于下，即用白术内治其湿，尤必外用被围腰下，接令取汗，以通阳气也。余治太阳腰髀痛，审症参用两方，如鼓应桴，并志②之。

百合知母汤③

百合七枚，擘　知母三两，切

上先以水洗百合，渍一宿，当白沫出，去其水，更以泉水二升，煎取一升，去滓。别以泉水二升，煎知母

---

① 冰：介景楼本作"水"，误。
② 志：行素堂本作"识"，互参。
③ 百合知母汤：此方行素堂本缺，今据介景楼本补。

取一升，去滓，后合和煎取一升五合，分温再服。

滑石代赭汤

百合七枚，擘　滑石三两，碎，绵裹　代赭石如弹丸大一枚，碎，绵裹

上先以水洗百合，渍一宿，当白沫出，去其水，更以泉水二升，煎取一升，去滓。别以泉水二升，煎滑石、代赭取一升，去滓。后合和重煎，取一升五合，分温服。

百合鸡子汤①

百合七枚，擘　鸡子黄一枚

上先以水洗百合，渍一宿，当白沫出，去其水，更以泉水二升，煎取一升，去滓，纳鸡子黄搅匀，煎五分，温服。

百合地黄汤

百合七枚，擘　生地黄汁一升

上以水洗百合，渍一宿，当白沫出，去其水，更以泉水二升，煎取一升，去滓，纳生地汁煎取一升五合，分温再服。中病勿更服，大便当如漆。

通章言百合病，百脉一宗，不但主于营卫，而手足六经悉能致其病，汗吐下皆非所宜。本文云百脉一宗，明言病归于肺，君以百合，甘凉清肺，即可疗此疾，故

---

① 百合鸡子汤：此方行素堂本缺，今据介景楼本补。

名百合病，再佐以各经清解络热之药，治其病所从来。当用先后煎法，使不悖于手足经各行之理。期以六十日，六经气复而自愈。若太阴、太阳无病，惟少阴、少阳、厥阴、阳明四经为病，期以四十日愈。若仅属厥阴、阳明二经为病，期以二十日愈。读第四章未经汗吐下者，治以百合地黄汤，中病勿更服。大便如漆，热已泄，再服恐变症也。论症以溺时头痛为辨，盖百脉之所重在少阴、太阳，以太阳统六经之气，其经上循巅顶，下通水道，气化不行，乃下溺而上头痛，少阴为生水之源，开阖涩乃溺而淅然。若误汗伤太阳者，溺时头痛，以知母救肺之阴，使膀胱水脏知有母气，救肺即所以救膀胱，是阳病救阴之法也。误下伤少阴者，溺时淅然，以滑石上通肺、下通太阳之阳，恐滑石通腑利窍，仍蹈出汗之弊，乃复代赭石重镇心经之气，使无汗泄之虞，救膀胱之阳，即所以救肺之阳，是阴病救阳之法也。误吐伤阳明者，以鸡子黄救厥阴之阴，以安胃气，救厥阴即所以奠阳明，救肺之母气，是亦阳病救阴之法也。以百合一味，引申诸方，总不外乎补阴、补阳之理，举此可以类推，学者宜自得之。

升麻鳖甲汤

升麻二两　当归二两　蜀椒炒去汗，一两　甘草二两　鳖甲手指大一片，炙　雄黄半两，研

上六味，以水四升，煮取一升，顿服之，老小再

服，取汗。《金匮》原文，阴毒去蜀椒、雄黄。《肘后方》、《千金方》阳毒用升麻汤，无鳖甲，有桂枝；阴毒用甘草汤，无雄黄。

升麻入阳明、太阴二经，升清逐秽，辟百邪，解百毒，统治温厉阴阳二病。如阳毒为病，面赤斑如锦纹；阴毒为病，面青身如被杖；咽喉痛，毋论阴阳二毒，皆已入营矣。但升麻仅走二经气分，故必佐以当归通络中之血，甘草解络中之毒，微加鳖甲守护营神，俾椒、黄猛烈①之品，攻毒透表，不乱其神明。阴毒去花椒、雄黄者，太阴主内，不能透表，恐反助厉毒也。《肘后方②》、《千金方③》阳毒无鳖甲者，不欲其守，亦恐留恋厉毒也。

白虎加桂枝汤

知母六两　甘草二两，炙　石膏一斤　粳米二合　桂枝三两

上剉，每五钱，水一盏半，煎至八分，去滓，温服。汗出愈。

《内经》论疟，以先热后寒，邪藏于骨髓者，为温、瘴二疟。仲景以但热不寒，邪藏于心者，为温、瘴二疟。《内经》所言，是邪之深者；仲景所言，是邪之

---

①　烈：两版本皆作"劣"，误，今据文义改。

②　肘后方：《肘后备急方》之简称，晋·葛洪撰，8卷，现存73篇，系我国首部急诊方药书。

③　千金方：系《千金要方》和《千金翼方》的统称，系唐·孙思邈撰。

浅者也，其殆补《内经》之未逮欤？治以白虎加桂枝汤，方义原在心营肺卫，白虎汤清营分热邪，加桂枝引领石膏、知母上行至肺，从卫分泄热，使邪之郁于表者，顷刻致和而疟已。至于《内经》，温、瘅疟虽未有方，然同是少阴之伏邪，在手经者为实邪，在足经者为虚邪，实邪尚不发表，而用清降，何况虚邪，有不顾虑其亡阴者耶！临症之生心化裁，是所望于用之者矣。

蜀漆散

蜀漆_{洗去腥}　云母_{烧二日夜}　龙骨_{等分}

上三味，杵为散，未发前以浆水服半钱。温疟加蜀漆半分，临发时服一钱匕。按：浆水乃秋米和曲酿成，如醋而淡，今人点牛乳作饼用之，或用真粉作，纳绿豆者尤佳。

《金匮》云牝疟，《外台》曰牝疟，皆言心经之疟也。心为阴中之阳，邪气结伏于心下，心阳郁遏不舒，疟发寒多热少，不可谓其阴寒也。主之以蜀漆散，通心经之阳，开发伏气，而使营卫调和。蜀漆，常山苗也，苗性轻扬，生用能吐；云母在土中，蒸地气上升而为云，故能入阴分，逐邪外出于表；然邪气久留心主之宫城，恐逐邪涌吐，内乱神明，故佐以龙骨镇心宁神，则吐法转为和法矣。

柴胡去半夏加栝蒌汤

柴胡_{八两}　人参_{三两}　黄芩_{三两}　甘草_{三两}　栝蒌根[①]_四

---

① 栝蒌根：行素堂本作"天花粉"，正名。下同，不再注。

两　生姜二两　大枣十二枚

上七味，以水一斗二升，煮取六升，去滓再煎，取三升，温服一升，日二服。

正疟，寒热相间，邪发于少阳，与伤寒邪发于少阳者稍异。《内经》言：夏伤于大暑，秋伤于风，病以时作，名曰寒疟。《金匮》云：疟脉多弦，弦数者风发。正以凄怆之水寒，久伏于腠理皮肤之间，营气先伤，而后风伤卫，故仲景用柴胡汤去半夏，而加栝蒌根，其义深且切矣。盖少阳疟病发渴者，由风火内淫，劫夺津液而然，奚堪半夏性滑利窍，重伤阴液！故去之，而加天花粉生津润燥，岂非与正伤寒半表半里之邪，当用半夏和胃通阴阳者有别乎！

柴胡桂姜汤

柴胡半斤　桂枝三两，去皮　干姜二两　黄芩三两　栝蒌根四两　牡蛎三两，熬　甘草二两，炙

上七味，以水一斗二升，煮取六升，去滓，再煎取三升，温服一升，日三服。初服微烦，复服汗出，便愈。

夏月，暑邪先伤在内之伏阴，至秋复感凉风，更伤卫阳，其疟寒多，微有热，显然阴阳无争，故疟邪从卫气行阴二十五度，内无捍格之状，是营卫俱病矣。故和其阳即当和其阴，用柴胡和少阳之阳，即用黄芩和里；用桂枝和太阳之阳，即用牡蛎和里；用干姜和阳明之

吴壶济世千秋业

阳，即用天花粉和里；使以甘草，调和阴阳。其分两阳分独重柴胡者，以正疟不离乎少阳也；阴药独重于天花粉者，阴亏之疟，以救液为急务也。和之得其当，故一剂如神。

达原饮

常山一钱　槟榔二钱　草果一钱　厚朴一钱　黄芩一钱五分　知母二钱　石菖蒲七分　青皮七分　甘草五分

上水二钟，煎八分，露一宿，发后温服。

疟发间日者，《内经》言：邪气内薄五脏，横连募原全元起本"募"作"膜"原，其道远，其气深。稽古无疟邪犯膜原之方，唯吴又可治疫初犯膜原，以达原饮为主方。余因博采《圣济①》常山饮、《简易②》七宝饮参互考订，增改三味，以治间疟③。盖疟邪内薄，则邪不在表，非但随经上下，其必横连于膜，深入于原矣。膜谓膈间之膜，原谓膈肓之原，亦冲脉也。《灵枢经》云：肓之原出于脖胦，止一穴在脐下同身寸之一寸半。《经》又言：邪气客于肠胃之间，膜原之下。则膜原又有属于肠胃者。治以常山涤膈膜之痰，槟榔达肓原之气，草果、厚朴温除肠胃之浊邪，黄芩、知母清理肠胃

---

① 圣济：即《圣济总录》，又名《政和圣济总录》，系宋徽宗组织人员撰写，200卷，载方近二万首。

② 简易：即《简易普济良方》，六卷，明·彭用光著。

③ 间疟：即间日疟。

之热邪，复以菖蒲透膜，青皮达下，甘草和中，而疟自解。

侯氏黑散

菊花四十分　白术十分　细辛三分　茯苓三分　左牡蛎三分　桔梗八分　防风十分　人参　白矾　黄芩　当归　干姜　芎䓖　桂枝各三分

上十四味，杵为散，酒服方寸匕，日三服。初服二十日，用温酒调服。禁一切鱼、肉、大蒜，常宜冷食，六十日止，即药积在腹中不下也，热食即下矣，冷食自能助药力。

程①云来云：《金匮》侯氏黑散，系宋人较正②附入唐人之方，因逸③之，其辨论颇详。而喻嘉言赞其立方之妙，驱风补虚，行堵截之法，良非思议可到。方中取用白矾以固涩，诸药冷服四十日，使之留积不散，以渐填其空窍，则风自熄而不生矣。此段议论，独开千古之秘，诚为治中风之要旨。余读是方，补气养血，散表驱风，入走经络，殊觉混乱。顾以黑名意者，药多炒黑，不从气而从味，取其苦涩以走于空窍耳。再读方下云，初服二十日，用温酒调，是不欲其遽填也；后服六十

---

①　程：原书作"陈"，误，应为程。程林，字云来，安徽休宁人，清代医家，编纂《圣济总录纂要》《即得方》《金匮要略直解》等医书。

②　较正：同"校正"。

③　逸：散失，此作"删"解。

日，并禁热食，则一任填空窍矣。夫填窍本之《内经》久塞其空，是谓良工之语，煞有来历，余故选之。

射干麻黄汤

射干三两　麻黄四两　紫菀三两　款冬花三两　北细辛三两　五味子半升　半夏半升　生姜四两　大枣七枚

上九味，以水一斗二升，先煮麻黄两沸，去上沫，纳诸药，煮取三升，分温三服。

射干汤，以苦辛温入肺者，为复方。喉中水鸡声者，痰气出入而嗗咯也。由肺中冷，阳不能宣其液，郁于肺而生声。其治不可同于肺冷而吐涎者，乃复用《本经》主治咳逆上气之品，大泄阴液，宣通肺气。射干、紫菀以苦泄之也，麻黄、细辛、款冬、半夏、生姜以温泻之也，五味子酸以收其正气，大枣甘以缓其下行。则射干、细辛、五味之性，从麻黄外达肺经，内通肺脏，泄肺之所苦，遂肺之所欲，补肺之正，温肺之阳，俾气道平而肺得阳和之致，自无嗗咯之声矣。

厚朴麻黄汤

厚朴五两　麻黄四两　石膏如鸡子大　杏仁半升　半夏半升　干姜二两　细辛二两　小麦一升　五味子半升

上九味，以水一斗二升，先煮小麦熟，去滓，纳诸药，煮取三升，温服一升，日三服。

厚朴麻黄汤，大、小青龙之变方也。咳而上气作声，脉浮者，是属外邪鼓动下焦之水气上逆，与桂枝、芍药、甘草和营卫无涉，故加厚朴以降胃气上逆，小麦以降心气来乘，麻黄、杏仁、石膏仍从肺经泄热存阴，细辛、半夏深入阴分，祛散水寒，干姜、五味摄太阳而监制其逆，一举而泄热下气、散邪固本之功皆备，则肺经清肃之令自行，何患咳逆上气作声有不宁谧者耶！

麦门冬汤

麦门冬七升　半夏一升　人参三两　甘草二两　粳米三合　大枣十二枚

上六味，以水一斗二升，煮取六升，温服一升，日三服，夜一服。

麦门冬汤，从胃生津救燥，治虚火上气之方。《金匮》云：火逆上气，咽喉不利，止逆下气。按《内经·脉解篇》云：呕咳上气喘者，阴气在下，阳气在上，诸阳气浮，无所依从，故呕咳上气喘也。《五脏生成篇》云：咳逆①上气，厥在胸中，过在手阳明、太阴。是则上气病在肺，下气病在大肠也，明矣。盖金位之下，火气承之，非独肺也，大肠亦然。若徒以寒凉冷燥，止肺经火逆上气，而手阳明之下气未平，仍然胸中膜郁闭塞呻吟，岂非大肠之燥传入于肺，而为息贲有音，上奔而不下也乎？仲景另辟门户，用人参、麦门冬、甘草、粳米、大枣大生胃津，救金之母气，以化两

---

① 逆：《素问·五脏生成篇》作"嗽"。

经之燥，独复一味半夏之辛温，利咽止逆，通达三焦，则上气下气皆得宁谧，彻土绸缪，诚为扼要之法。止逆下气，或注曰，止其逆则气下，是申明火逆上气，于理亦通。

葶苈大枣泻肺汤

葶苈子_{熬令黄色，捣，丸如弹子大}　大枣_{十二枚}

上先以水三升，煮枣取二升，去枣①，纳葶苈子，煮取一升，顿服。

葶苈子泄水下行，与甘相反。妙在大枣甘而泄中气，故用其甘以载引葶苈子上行，泻肺用其泄，仍可任葶苈子之性下行利水。不过借枣之甘，逗留于上，而成泄肺之功，犹桔梗借甘草为舟楫也。

《千金》苇茎汤

苇茎_{二斤}　薏苡仁_{半斤}　桃仁_{五十枚}　瓜瓣_{半斤}

上四味，以水一斗，先煮苇茎得五升，去滓，纳诸药，煮取二升，服一升。再服当吐如脓。

苇，芦之大者；茎，干也。是方也，推作者之意，病在膈上，越之使吐也。盖肺痈由于气血混一，营卫不分，以二味凉其气，二味行其血，分清营卫之气，因势涌越，诚为先着。其瓜瓣当用丝瓜者良。时珍曰：丝瓜经络贯串，房隔联属，能通人脉络脏腑，消肿化痰，治

---

① 去枣：介景楼本无此二字。

诸血病，与桃仁有相须之理。薏苡仁下气，苇茎上升，一升一降，激而行其气血，则肉之未败者，不致成脓，痈之已溃者，能令吐出矣。今时用嫩苇根，性寒涤热，冬瓜瓣性急趋下，合之二仁，变成润下之方，借以治肺痈，其义颇善。

贲豚汤

甘草二两　芎䓖二两　当归二两　半夏四两　黄芩二两
生葛根五两　芍药二两　生姜四两　甘李根白皮一升

上九味，以水二斗，煮取五升，温服一升，日三夜一服。

贲，与"愤"同，俗读奔；豚，尾后窍；又，小豕也。病从腹中气攻于上，一如江豚以臀愤起而攻也。是方治惊恐而得贲豚者，缘心动气驰，气结热聚，故其聚散靡常，发则为热，退则为寒，阴阳相搏则腹痛。君以芍药、甘草奠安中气，臣以生姜、半夏开其结气，当归、芎䓖入血以和心气，黄芩、生葛根、甘李根白皮性大寒，以折其冲逆之气。杂以生葛根者，寓将欲降之，必先升之之理。再按贲豚气有三：犯肺之贲豚属心火，犯心之贲豚属肾寒，脐下悸欲作贲豚属水邪。证自分途，治亦各异，学者当加意谛视。

栝蒌薤白白酒汤

栝蒌实一枚，捣　薤白半斤　白酒七升
上三味，同煮，取二升，分温再服。

栝蒌薤白半夏汤

栝蒌实一枚，捣　薤白三两　半夏半斤　白酒一斗

上四味，同煮，取四升，温服一升，日三服。

枳实薤白桂枝汤

枳实四枚　厚朴四两　薤白半斤　桂枝一两　瓜蒌实一枚，捣

上五味，以水五升，先煮枳实、厚朴取二升，去滓，纳诸药，煮数沸，分温三服。

胸痹三方，皆用瓜蒌实、薤白，按其治法却微分三焦。《内经》言：淫气喘息，痹聚在肺。盖谓妄行之气，随各脏之内因所主而入为痹，然而病变有不同，治法亦稍异。止就肺痹喘息咳唾、胸背痛、气短者，君以薤白，滑利通阳，臣以瓜蒌实，润下通阳，佐以白酒，熟谷之气上行药性，助其通经活络，而痹自开。若转结中焦而为心痛彻背者，但当加半夏一味，和胃而通阴阳。若结于胸胁，更加逆气上抢于心，非但气结阳微，而阴气并上逆矣，薤白汤无足称也。须以枳实、厚朴先破其阴气，去白酒之醇，加桂枝之辛，助薤白、瓜蒌行阳开痹，较前法之从急治标，又兼治本之意焉。

附子粳米汤

附子一枚，炮　半夏半斤　甘草一两　大枣十枚　粳米半升

上五味，以水八升，煮米熟汤成，去滓，温服一

升，日三服。

附子粳米汤，温胃通阳于肾之剂。本论①云：腹中寒气，雷鸣切痛，胸胁逆满，呕吐，是邪高痛下矣，岂非肾虚寒动于下，胃阳为寒凝窒乎？即首节②所云：趺阳脉微弦，虚寒从下上也。治以附子之温，半夏之辛，佐以粳米之甘，使以甘草、大枣缓而行之，上可去寒止呕，下可温经定痛。细读《腹③满寒疝宿食》全篇，始论正虚邪实，继论邪正俱衰，此论上实下虚之治法也。

当归生姜羊肉汤

当归三两　生姜五两　羊肉一斤

上三味，以水八升，煮取三升，温服七合，日三服。若寒多者，加生姜成一斤；痛多而呕者，加橘皮二两、白术一两。加生姜者，亦加水五升，煮取三升二合服之。

寒疝为沉寒在下，由阴虚得之，阴虚则不得用辛热燥烈之药重劫其阴。原仲景另立一法，以当归、羊肉辛甘重浊，温暖下元而不伤阴，佐以生姜五两，加至一斤，随血肉有情之品引入下焦，温散沍寒④。若痛多而

---

① 本论：此指《金匮要略·腹满寒疝宿食病脉证治第十》。
② 首节：指《金匮要略·腹满寒疝宿食病脉证治第十》篇的第一条原文。
③ 腹：原书作"胸"，误，今据《金匮要略》改"腹"。
④ 沍（hù）寒：沍同"冱"，凝结，冻结。冱寒：寒气凝结。

呕，加陈皮、白术奠安中气，以御寒逆。本方三味，非但治疝气逆冲，移治产后下焦虚寒，亦称神剂。

甘遂半夏汤

甘遂大者三枚　半夏十二枚，以水一升，煮取半升，去滓　芍药五枚　甘草如指大一枚，一本作无

上四味，以水二升，煮取半升，去滓，以蜜半升，和药汁煎取八合，顿服之。

甘遂反甘草。反者，此欲下而彼欲上也。乃以白芍约之，白蜜润之，则虽反而甘遂仍得下渗。《灵枢》有言：约方，约囊是也。甘遂、半夏逐留饮弥漫于肠胃之间，虽利而续坚满，苟非以甘草、白蜜与甘遂大相反者，激而行之，焉能去其留着之根。相反为方，全赖芍药酸可胜甘，约以监反，庶不混乱中焦而为害。存之以广方义，学识未优者不可轻试。

小半夏汤

半夏一升　生姜半斤

上二味，以水七升，煮取一升半，分温再服。

小半夏加茯苓汤

半夏一升　生姜半斤　茯苓三两，一法四两

上三味，以水七升，煮取一升五合，分温再服。

《外台》茯苓饮

茯苓　人参　白术各三两　枳实二两　橘皮二两半　生姜四两

上六味，水六升，煮取一升八合，分温三服。如人行八九里进之。

三者皆小制之方，从脾胃二经分痰饮立治法。盖胃之支脉有饮，则胃逆为呕而不渴，主之以半夏辛温泄饮，生姜辛散行阳，独治阳明，微分表里。若卒呕吐，膈间水悸①，则饮邪弥漫于胃矣，仍用前方加茯苓一味，渗泄水气，并可使肾邪不干。前二方是饮邪深浅之治法也。若胸中有停痰，自吐宿水，不能食，此不独胃中有饮，而脾经亦有痰矣，小半夏汤不能治也。《外台②》茯苓饮，取四君子有调元赞化之功，加枳实、陈皮下气消痰，专治脾经，功兼及胃。后一方是痰饮兼治之法也。举此三者，治痰饮可以类推。

大半夏汤

半夏二升，洗完用　人参三两　白蜜一升

上三味，以水一斗二升，和蜜扬之二百四十遍，煮药，取二升半，温服一升，余分再服。

大半夏汤，通补胃腑之药，以人参、白蜜之甘，厚于半夏之辛，则能兼补脾脏，故名其方曰大。以之治胃反者，胃中虚冷，脾因湿动而不磨谷。胃乃反其常道，

---

① 膈间水悸：误，《金匮要略·痰饮咳嗽病脉证并治第十二》作"膈间有水，眩悸"。

② 外台：《外台秘要》之简称，唐王焘撰，40卷，1104门，载方6千余首。

而为朝[①]暮吐。朝暮者，厥阴肝气尽于戌，旺于丑也，宿谷藉肝气上升而乃吐出，主之以半夏辛温利窍除寒，人参扶胃正气，佐以白蜜扬之二百四十遍，升之缓之，俾半夏、人参之性下行不速，自可斡旋胃气，何患其宿谷不消，肝气僭升也乎！

橘皮汤

橘皮四两　生姜半斤

上二味，以水七升，煮取三升，温服一升，下咽即愈。

橘皮竹茹汤

橘皮二斤　竹茹二升　大枣三十枚　生姜半斤　甘草五两　人参一两

上六味，以水一斗，煮取三升，温服一升，日三服。

橘皮汤治呕哕，橘皮竹茹汤治哕逆。呕者，张口有物有声；哕者，撮口有声无物。若呕哕四肢厥冷，乃胃中虚冷，阴凝阳滞，主之以陈皮、生姜，辛香温散，开发胃阳，而呕哕自止。若哕逆无寒证，明是胃虚，虚阳上逆，病深声哕，当重用橘皮通阳下气，臣以竹茹清胃中虚火，又不涉寒凉，佐以人参、甘草、生姜、大枣奠安胃气，御逆止哕。病有虚实，治有浅深，勿谓病深声

---

① 　朝：误，《金匮要略·呕吐哕下利病脉证治第十七》作"朝食"。

哕为难治之候也。

黄土汤

甘草　白术　附子炮　干地黄　阿胶　黄芩各三两
灶中黄土半斤

上七味，以水八升，煮取三升，分温二服。

赤小豆当归散

赤小豆三升，浸令芽出，曝干　当归十两

上二味，杵为散，浆水服方寸匕，日三服。

《金匮》云：下血，先血后便，此近血也，赤小豆当归散主之。明指脾络受伤，血渗肠间，瘀积于下，故大便未行，而血先下，主之以赤小豆利水散瘀，当归和脾止血。若先便后血，此远血也，黄土汤主之。明指肝经别络之血，因脾虚阳陷生湿，血亦就湿而下行，主之以灶心黄土，温燥而去寒湿，佐以生地黄、阿胶、黄芩入肝以治血热，白术、附子、甘草扶阳补脾以治本虚。近血内①瘀，专力清利；远血因虚，故兼温补。治出天渊，须明辨之。

蜘蛛散

蜘蛛十四枚　肉桂半两

上二味，为散，取八分一匕，饮和服，日再服。蜜丸亦可。

---

①　内：疑为"因"字之误。

蜘蛛性阴而厉，隐见莫测，可定幽暗之风，其功在壳，能泄下焦结气。肉桂芳香入肝，专散沉阴结疝。阴孤疝偏有大小，时时上下，如孤之出入无定。《四时刺逆从论》曰：厥阴滑为①孤疝风。推仲景之意，亦谓阴孤疝是阴邪挟肝风而上下无时也，治以蜘蛛，如批郤导窾。蜘蛛，《本草》言有毒，人咸畏之。长邑宰林公，讳瑛，山海卫人，壮年调理方用之多年，炙熟其味鲜美，恒得其功。《本草》言有毒者，南北所产不同耳。

生脉散②

人参五钱　麦门冬三钱　五味子三钱

上水二钟，煎八分，随时服。

凡曰散者，留药于胃，徐行其性也。脉者，主于心，而发原于肺，然脉中之气，所赖以生者，尤必资藉于肾阴。故《内经》言：君火之下，阴精承之也。麦冬清肺经治节之司，五味收先天癸水之原，人参领麦冬、五味子都气于三焦，昭于肺而朝百脉，犹天之云雾清，白露降，故曰生脉。

玉屏风散

黄芪一两，炙　防风一两

上为末，每服三钱，水一钟，煎八分，随时服亦可。

---

① 为：《素问·四时刺逆从论》作"则病"。

② 生脉散：行素堂本缺，今据介景楼本补。

束灯耕耘万世书

黄畏防风。畏者，受彼之制也。然其气皆柔，皆主乎表，故虽畏而仍可相使。不过黄芪性钝，防风性利，钝者受利者之制耳。惟其受制，乃能随防风以周卫于身而固护表气，故曰玉屏风。一方有白术者，名白术防风汤。

泻白散

桑白皮一钱　地骨皮一钱　甘草五分　白粳米百粒

上为末，开水调服，水一钟，煎八分，温服亦可。

肺气本辛，以辛泻之，遂其欲也。遂其欲当谓之补，而仍云泻者，有平肺之功焉。桑白皮、甘草其气俱薄，不燥不刚，虽泻而无伤于娇脏。第用其所欲，又何复其所苦！盖喘咳面肿，气壅热郁于上，治节不行，是肺气逆也。《经》言：肺苦气上逆，急食苦以泄之。然肺虚气逆，又非大苦大寒如芩、连、栀、柏辈所宜，故复以地骨皮之苦，泄阴火，退虚热，而平肺气。淮南《枕中记①》载，西河女子用地骨皮为服食，则知泄气而仍有补益之功，使能甘草、粳米，缓桑、骨二皮于上，以清肺定喘，非谓肺虚而补之以米也。

益黄散

人参一钱　黄芪二钱　炙甘草五分　陈皮一钱，去白

黄连少许　芍药七分　生甘草五分

① 枕中记：传奇小说，唐·沈既济著，"黄粱一梦"即出自该书。

吴壶济世于秋业

上为细末，每服二钱，水一杯，煎五分，食远服。

土色黄，脾胃应之，不直补土，而从土中泻火、清金、制木，以远客邪，故曰益黄。此东垣治脾胃不足，火不生土，而反抗拒，是至而不至者，为病之方也。火反抗拒者，火旺能令肝实，实则乘于脾胃，即《经》所谓后来之虚邪也，当于心经中以甘温补土之原，更于土中泻火。《经》言：热淫于内，以甘泻之。人参、黄芪、炙甘草泻虚热，以补土之原也。《经》言：热淫于内，以酸收之①。芍药酸寒，能泻肝而收肺阴，黄连、甘草入心而泻脾热，金旺火衰，而肝风自熄，脾胃受益矣。东垣以之治小儿慢脾风，真神品也。

导赤散

生地　甘草梢　淡竹叶　木通各等分

上水二钟，煎八分，温服。

导，引也。小肠一名赤肠，为形脏四器之一，禀气于三焦，故小肠失化，上为口糜，下为淋痛，生地黄入胃，而能下利小肠；甘草和胃，而下疗茎中痛；木通、淡竹叶皆轻清入腑之品，同生地黄、甘草，则能从黄肠导有形之热邪，入于赤肠，其浊中清者，复导引渗入黑肠而令气化，故曰导赤。

---

① 热淫于内，以酸收之：《素问至真要大论》："热淫于内，治以咸寒，佐以甘苦，以酸收之。"

浆水散

桂枝五钱　干姜五钱　熟附子五钱　炙甘草五钱　高良姜一钱　半夏二钱

上为细末，每服三五钱，先用土浆二盏，煎一盏，和渣服，甚者三四服，微者三服。

土浆水，功专去暑湿，解渴热，故以名方。夏月暴泻亡阳，汗多腹冷，气少脉微，君以桂枝、干姜、附子，迎三焦之阳内返中焦；臣以炙甘草、土浆水，奠安阴气，俾微阳有所归附；仍佐以半夏通经，高良姜通络，为之交通上下，旋转阴阳，庶阳气有运行不息之机，而后元神可复。

温胆汤

茯苓七钱　半夏一两　广皮一两五钱　甘草四钱，炙　竹茹一两　枳实一两

每服四五钱，加生姜七片，大枣一枚，水一钟五分，煎七分，食远温服。

温胆汤，腑腑求治之方也。热入足少阳之本，胆气横逆，移于胃而为呕，苦不眠，乃治手少阳三焦，欲其旁通胆气，退热为温，而成不寒不燥之体，非以胆寒而温之也。用二陈专和中焦胃气，复以竹茹清上焦之热，枳实泄下焦之热。治三焦而不及于胆者，以胆为生气所从出，不得以苦寒直伤之也。命之曰温，无过泄之戒辞。

绛雪园古方选注

酸枣仁汤

酸枣仁二升, 炒黑, 勿研　甘草一两　知母二两　茯苓二两　川芎二两

上五味, 以水八升, 先煮酸枣仁得六升, 后纳诸药, 煮取三升, 分温三服。

虚烦、胃不和、胆液不足, 三者之不寐, 是皆虚阳溷扰中宫, 心火炎而神不定也, 故用补母泻子之法, 以调平之。川芎补胆之用, 甘草缓胆之体, 补心之母气也, 知母清胃热, 茯苓泄胃阳, 泻心之子气也。独用酸枣仁至二升者, 取酸以入心, 大遂其欲而收其缓, 则神自凝而寐矣。

温脾汤

干姜二两　肉桂二两　熟附子二两　炙甘草二两　枳实二两　厚朴二两　大黄四钱

上㕮咀, 用一两, 水二碗, 煎六分, 顿服。

脾寒泄泻腹痛者, 许叔微[①]制温脾汤, 仿仲景温下之法, 以下肠胃之冷积。夫脾既寒矣, 肠既泻矣, 而又下之者, 以锢冷之积滞久留肠胃而不去, 徒用温补无益于病也, 故必以通因通用之法, 先去其滞, 而后调补, 勿畏虚以养病。仲景云: 太阴病脉弱下利, 设当行大黄

---

①　许叔微: 字知可, 江苏仪征人, 宋代医家, 进士出身, 官至集贤院学士, 后人称许学士, 著《伤寒百证歌》《伤寒发微论》《伤寒九十论》《类证普济本事方》等书, 散佚多本著作。

芍药者，宜减之，以其入胃气①易动故也。今叔微用干姜、肉桂、附子为君，复以调胃承气，大黄止②用四钱，谓非得仲景之遗意哉！

凉膈散

薄荷五钱　连翘五钱　芒硝二钱五分　甘草一两五钱　黄芩五钱　山栀五钱　大黄五钱

上为粗末，每服五钱，水一碗半，煎一碗，去滓，入白蜜一匙，微煎温服。

膈者，膜之横蔽心下，周遭相着，遮隔浊气，不使上熏心肺者也，不主十二经。凡伤寒蕴热内闭于膈，其气先通心肺，膻中火燔烦热，自当上下分消。手太阴之脉，上膈属肺，足厥阴之脉，上贯膈，布胁肋，循喉咙之后，以薄荷、黄芩从肺散而凉之。肾足少阴之脉，上贯膈，入肺中，以甘草从肾清而凉之。手少阴之脉，下膈络小肠，手太阳之脉，下膈抵胃属小肠，以连翘、山栀子从心之少阳苦而凉之。手少阳之脉，下膈循属三焦，手厥阴之脉，下膈历络三焦，以山栀子、芒硝从三焦与心包络泻而凉之。足太阴之脉，上膈挟咽，连舌本，散舌下，以甘草、大黄从脾缓而凉之。足少阳之脉，下贯膈属胆，以薄荷、黄芩从胆升降而凉之。胃足

---

① 气：《伤寒论》"气"下有"弱"字。

② 止：同"只"。

阳明之支脉，下膈属胃络大肠，手阳明之脉，下膈属大肠，以大黄、芒硝从胃与大肠下而凉之。上则散之，中则苦之，下则行之，丝丝入扣，周遍诸经，庶几燎原之场，顷刻为清虚之府。守真①力赞是方为神妙，信哉！

益元散

桂林滑石六两　　甘草一两

上为粉，水飞，每服三钱，温水下或新汲水下。

渗泄之剂，不损元气，故名益元。分两六一，取天一生水，地六黄成之，故又名天水。滑石味淡性得，色白入气，复以甘草载引上行，使金令肃降，故暑湿之邪伤上焦者，效甚速。其下清水道、荡热渗湿之功，亦非他药可及。时珍曰：热散则三焦宁而表里和，湿去则阑门通而阴阳利。完素②以治七十余证，赞之为凡间仙药，不可阙之。

大顺散

甘草三两　　生干姜四两　　杏仁四两，去皮尖　　肉桂四两

上先将甘草同白砂炒微黄，次入生干姜同炒，令姜裂，又入杏仁同炒，令杏仁不作声为度，去白砂。合桂

----

① 守真：刘完素，字守真，号通玄处士，河北河间人，后称刘河间，金元四大家之一，寒凉派之代表，著《素问玄机原病式》《素问病机气宜保命集》《宣明论方》《三消论》《伤寒直格》《伤寒标本心法类萃》等书。

② 完素：刘完素，见上注。

杏壶济世千秋业

为末。每服二、三钱，水一钟，煎数滚，温服。白砂，按本草即河砂。

大顺散，《局方》祖仲景大青龙汤，以肉桂易桂枝，而变为里法。治避暑于广厦，餐生冷，袭凉风，抑遏阳气而为吐泻者。病由暑湿伤脾也，故先将甘草、干姜同炒，辛甘化阳以快脾欲，再入杏仁同炒，利肺气以安吐逆。白砂，《本草》主治绞肠痧痛，用之拌炒，以燥脾湿。复以肉桂为散，俾芳香入阴，升发阳气，以交中焦，去脾之湿。湿去而阳气得升，三焦之气皆顺，故曰大顺。

冷香饮子

附子炮，一钱　陈皮一钱　炙甘草一钱五分　草果同吴茱萸炒黄黑　生姜十片

水一钟，煎滚即滤，井水顿冷服。

冷香饮子，治霍乱阴阳暌[①]隔，烦躁脉伏者。草果、陈皮温脾去湿定呕，炙草、生姜奠安脾经阴阳，以炮附子通行经络，交接上下。用饮子者，轻清留中也；冷服者，缓而行也。

清暑益气汤

人参五分　麦门冬二分　五味子九粒　黄芪五分　甘草二分，炙　茅山苍术一钱　白术五分　升麻一钱　葛根二分

---

①　暌（kuí）：隔开，分离。

广陈皮五分　青皮二分半，去白　神曲五分　泽泻五分　当归二分　黄柏二分

上㕮咀，都作一服，水二盏，煎一盏，去滓，大温服。

清暑益气汤，东垣治脾胃虚衰所生受病之方也。夏月袭凉饮冷，内伤脾胃，抑遏真阳，而外伤暑湿，上焦心肺先受之，亟宜益气，不令汗泄以亡津液。人参、黄芪、炙草之甘，补元气，退虚热；麦冬之寒，滋水源，清肺热；五味之酸，泻肝火，收肺气；白术、泽泻上下分消其湿热；广皮、青皮理脾气而远肝邪；升麻、葛根、苍术助辛甘之味，引清气以行阳道，俾清气出于脾，右迁上行以和阴阳。湿胜则食不消，用炒神曲以消痞满；热胜则水涸，用黄柏补水虚，以滋化源。洁古[1]云：暑邪属阴，当发散之，此治劳苦之人冒暑者也。若膏粱之体，饮食房劳，避暑而为暑所中者，当清解与补益兼施。

桂苓甘露饮

茯苓一两　猪苓五钱　泽泻一两　甘草二两　白术五钱
肉桂五钱，去皮　滑石四两　石膏二两　凝水石二两

上为末，每服三钱，温汤调下，新水亦得，生姜汤尤良。

---

① 洁古：张元素，字洁古，见前注。

消暑在于消湿去热，故用五苓去湿，三石解热。湿热既去，一若新秋甘露降而暑气潜消矣。夫湿为阴邪，全赖太阳气化以利小便，莫若五苓散为当。若热在湿下者，则为黏着之邪，又当寒燥以胜之，莫妙于三石之功捷速。滑石性虽重而味淡，故能上利毛腠之窍，以清水湿之源；石膏辛寒入胃，辛能发汗，寒以胜热，故能泄中焦之热，出走膀胱；凝水石辛咸入肾，为盐之精，故能凉血涤热，从小便而出。子和①亦有桂苓甘露饮，本方加人参、木香，再加葛根、藿香，虽兼补虚散邪，然湿家忌汗，不若河间之专也。

清脾饮

柴胡—钱　黄芩—钱　广陈皮八分　半夏—钱　甘草三分　白术炒，七分　厚朴—钱　青皮七分　茯苓八分

上水一钟，生姜一片，大枣一枚，煎八分，热减时服。忌生冷油腻。《济生方》有草果一钱。

脾不曰健而曰清者，太阴受病，清少阳所胜之邪也。盖少阳、太阴为顺乘之脏腑，太阴疟寒热者，必兼少阳而来，故以小柴胡和少阳之枢纽，复以厚朴、青皮荡涤膜原之邪。独是柴胡汤中去人参用白术者，恐人参助气，取白术燥土以胜湿痰，不助少阳之热。《济生

————————

① 子和：张从正，字子和，号戴人，金元四大家之一，攻下派之代表，著《儒门事亲》。

方》有草果，虽散太阴滞气，若热郁者，非清脾之谓也。

生津甘露汤

升麻五分　防风五分　羌活一钱　柴胡一钱　石膏一钱五分　黄芩一钱,酒炒　黄芪一钱　生甘草五分　杏仁十个生地五分　当归六分　红花少许　桃仁五个　汉防己五分黄柏一钱五分　知母一钱,酒炒　龙胆草一钱半,酒炒①　炙甘草一钱

上㕮咀，都作一服，水二盏，酒一匙，煎一盏，热食远服。

消渴门中，生津甘露汤一名清凉饮子。东垣治心火亢甚，乘于脾胃，亦是至而不至乃为不及者之方也。升麻、柴胡、羌活、防风气芳，石膏性沉，虽云消渴禁芳草、石药，其气慓悍②，恐助燥热，然欲走达经气，非芳香不能。故脾胃不及，须少用升麻，使阳气从脾胃中右迁于左，以行阳道，得春生万化之机。更柴胡，使诸经左迁，生发阴阳之气；黄芪、杏仁理肺气，佐石膏、知母、黄芩清手阳明气分之热以生津；生地黄、当归、桃仁、红花破血结，佐龙胆、黄柏、防己清足阳明血分之热以生液，津液既生，燥热亦解，又何患二阳复结

---

① 酒炒：介景楼本无。
② 慓悍：行素堂本作"剽悍"，互参。

也！一方用黄连退心火，以消舌上赤脉。一方用兰草，《经①》言：治之以兰，除陈气也。

竹叶黄汤

竹叶二钱，淡　石膏煅　麦门冬　人参　黄芪　甘草　半夏　生地　当归　白芍　川芎　黄芩炒，以上各一钱

上水二钟，煎八分，食远服。

四方互复，独以竹叶、黄芪而出之者，明其方专治肺经热消，非概治二阳结之消渴者也。竹叶石膏汤为轻清之剂，复以生地黄、黄芩浊阴之品，清肺与大肠之火。四物汤为浊阴之剂，复以竹叶、石膏清燥之品，清肝胆之火。补中益气汤人参、黄芪、甘草除烦燥之圣药，复以石膏、白芍清脾胃之火。黄芩汤治后天太阴之剂，复以生地黄、麦冬壮水之品，清肾中之火。竹叶石膏汤不去半夏，藉以通气分之窍。四物汤不去川芎，藉以通血分之窍。统论全方，补泻兼施，寒之不致亡阳，补之不致助火，养正却邪，诚为良剂。

清燥救肺汤

经霜桑叶三钱，去筋　杏仁七分，去皮尖，炒黄　麦门冬一钱二分，去心　石膏二钱五分　人参七分　阿胶八分　胡麻仁一钱，炒　甘草一钱　枇杷叶一片，去毛筋

水一碗，煎六分，食远服。

---

① 经：系《素问·奇病论》

燥曰清者，伤于天之燥气，当清以化之，非比内伤血燥，宜于润也。肺曰救者，燥从金化，最易自戕肺气。《经》言秋伤于燥[①]，上逆而咳，发为痿厥。肺为娇脏，不容缓图，故曰救。石膏之辛，麦门之甘，杏仁之苦，肃清肺经之气，人参、甘草生津补土，培肺之母气；桑叶入肺走肾，枇杷叶入肝走肺，清西方之燥，泻东方之实；阿胶、胡麻色黑入肾，壮生水之源，虽亢火害金，水得承而制之，则肺之清气肃而治节行，尚何有喘呕痿厥之患哉！若夫《经》言燥病治以苦温，佐以酸辛者，此言初伤于燥，肺金之下，未有火气乘胜者也。嘉言喻子论燥极而立斯方，可谓补轩岐之不及。

升阳益胃汤

羌活五钱　防风五钱　柴胡二钱　独活五钱　川黄连二钱　白芍五钱　黄芪二两　甘草一两，炙　人参一两　白术三钱　茯苓三钱　广陈皮四钱　半夏一两　泽泻三钱

上㕮咀，每服三钱，生姜五片，枣二枚，水三盏，煎至一盏，去滓，温服，早饭、午饭之间。

升阳益胃汤，东垣治所生受病肺经之方也。盖脾胃虚衰，肺先受病，金令不能清肃下行，则湿热易攘，阳气不得伸，而为诸病。当以羌活、柴胡、防风升举三阳经气，独活、黄连、白芍泻去三阴郁热，佐以六君子调

---

① 燥：《素问·生气通天论》作"湿"。

和脾胃。其分两独重于人参、黄芪、半夏、炙甘草者，轻于健脾，而重于益胃。其升阳之药，铢数少则易升，仍宜久煎以厚其气。用于早饭、午饭之间，藉谷气以助药力，才是升胃中之阳耳。至于茯苓、泽泻，方后注云：小便利、不淋，勿用，是渗泄主降，非升阳法也。

《外台》杏仁煎

杏仁一斤，去皮尖，捣，熬作酪　白蜜五合　酥油五合，以牛乳煎成者　生姜汁三合

上四味，以水三升，纳杏仁酪煎搅可减半，纳姜汁煎如稀糖，纳酥蜜煎令如稠糖。每服一匙，日三服，夜一服，渐加至二匙。忌猪肉。一方加贝母八合别筛末，苏子汁一升以七小合苏子，研和水，滤取汁。一方加生地汁三升，生麦冬汁五合。

杏仁煎，润剂也。治劳役表疏，寒袭于肺，上气干咳，肺痿声哑，群复滑润之品，仍无肠泄之虞。杏仁入肺，功专降逆定喘；臣以蜂蜜之利，酥油之滑；即佐以姜汁之上升，性皆同气相求者，逗留中焦，和脾胃，生肺津，而干咳自止。加苏子、贝母者，降气分之火；加地黄、麦冬者，清血分之火。审证取舍，惟学者裁之。

调中散

桂枝一两五钱　生干姜　五味子　人参　白术　赤茯苓　炙甘草　当归各一两

上为末，每服三钱，水一盏，煎八分，温服，去

吴
壶
济
世
千
秋
业

渣，夜再服。

一阳发病，少阴嗽泄，三焦不利，上咳下泻，心火不宁，其动若掣，明是咳泻，属三焦不利矣。仲景云：太阳膀胱嗽不止者，当加五味子、干姜。宇泰[①]云：三焦嗽者，用异功散。守真因之主调中散，以桂枝、干姜、五味子开太阳，以人参、白术、炙甘草阖阳明，而独倍加桂枝，佐以当归、赤苓、炙甘草，是不独治三焦，意专重于荣养心阳，以安动掣，则咳泻自止，其义高出千古。

硝石矾石散

硝石芒硝之底，沉凝者佳 矾石烧，等分

上二味为散，以大麦粥汁和服方寸匕，日三服，病随大小便去，小便正黄，大便正黑，是候也。

硝石矾石散，悍剂也。女劳黑疸腹满者，死证也。读仲景原文，当急夺下焦之瘀血，庶可斡全生气，舍此别无良法可医。惜乎后医不解病情，惟知清热去湿，隔靴搔痒，日渐困笃，迨至束手而毙。殊不知女劳伤其精而溺血，若血能流通，则无发黄变黑之证矣。若精竭而血不行，郁遏于膀胱少腹，必然阴虚火发，而涌泉灼热。明是真精耗竭，君相二火并炎，熏蒸于脾则身黄，

---

① 宇泰：王肯堂，字宇泰，号损庵，自号念西居士，江苏金坛人，明代著名医学家，曾任翰林院检讨等官职，著《证治准绳》《郁冈斋笔麈》《医论》《医辨》及辑《古今医统正脉全书》。

燎原于肾则额黑，故《金匮》下文云：非水也。其殆肾气之所发也钦。治以硝石直趋于下，苦咸入血，散火破瘀；矾石酸寒，佐硝石下趋，清肾与膀胱之热，《别录①》云：除锢热在骨髓是也。和以大麦粥汁服者，以方寸匕之药，藉大麦下气之性而助其功用也。《金匮》另有酒疸之黑，乃是湿热瘀而不行，营血腐恶之色，又非硝石散之所治矣。

猪膏发煎

猪膏半斤　乱发如鸡子大，洗洁，三枚

上二味，和膏中煎之，发消药成，分再服，病从小便出。

《金匮》云：诸黄，猪膏发煎主之。时珍曰：释者为膏。《礼②·内则》云：以水润释而煎之也。诸黄，指女劳疸未变黑者言。《金匮》又云：妇人胃气下泄，阴吹而正喧，此谷气之实也，膏发煎导之。盖以二者皆阳明、少阴病耳。夫肾为胃之关，女劳疸之未黑者，未有不因使内过度，或交接入水，其胃热脾寒之浊气，乘虚下趋于肾而发黄。若妇人阴吹，亦属肾虚胃实，谷气

---

① 别录：《名医别录》之简称，无撰者，约成书于汉末，系秦汉医家陆续汇集新增加药品及药性功能而成，原书早佚，佚文见《本草经集注》《证类本草》《本草纲目》等书中。

② 礼：《礼记》之简称，儒家经典之一，汉以前各种礼仪论著的选集，共四十九篇，内则是其之一。

不行而下吹，治以膏发煎润而通之，驱逐肠胃瘀浊之气，不致湿热趋肾而身黄。妇人肠胃清利，谷气不实，则阴亦不吹。血余入肾，苦以导之，肾得清宁，则黄不生而阴不吹。制方之妙，不补而阴自足，不寒而黄自退。所以《本经》言：发之功，仍自还神化也。

补肝汤

桃仁三两　肉桂三两　柏子仁三两　山萸肉三两　茯苓三两　甘草一两二钱　细辛八钱　防风八钱　大枣二十四枚

上㕮咀，水九升，煮五升，去滓，分三服。

《举痛论》厥痛计一十三条，只有二条为热，余皆为寒。其寒热厥气犯胃而痛，惟肝脏①为最多。热厥痛者，用金铃子散；寒厥痛者，用补肝汤。皆应手取愈。但寒厥不以辛散之而以辛补之者，以肝为刚脏，与之辛散刚剂，伤其阴必动其厥阳②非治也。《六元正纪大论》曰：木郁之发，民病胃脘痛，上支两胁③。明是肝木郁于胃土中也，当以辛润以补肝，泻去胃中肝邪，痛乃止。桃仁、柏子仁辛润以补肝阴，肉桂、山茱萸辛温以补肝阳，甘草、大枣甘能和胃，缓肝之急，防风能于土中泻木，细辛益胆气以泄肝。全方皆辛润入络之药，补

---

① 肝脏：行素堂本作"肝藏"，误，今据介景楼本改。

② 厥阳：两版本同，误，疑为"厥阴"。

③ 上支两胁：《素问·六元正纪大论》："上支两胁，膈咽不通，食饮不下。"

肝欲而利导之，得辛即可达郁，非必以辛散为达木之郁也。

二妙散

茅山苍术_{生用}　川黄柏_{炒焦}

上为末，捣生姜煎沸汤调服。即《集要方》二神汤各钱五分，水煎，空心服。

二妙散，偶方之小制也。苍术生用入阳明经，能发二阳之汗；黄柏炒黑入太阴经，能除至阴之湿。一生一熟，相为表里，治阴分之湿热，有如鼓应桴之妙。

观音应梦散

人参_{三钱}　紫衣胡桃肉_{一两，连皮膈}

上为末，每服三钱，水一盏，煎八分，食远服。

《日华子本草①》云：食酸齿齼②，细嚼胡桃即解。病有多食梅子，敛痰饮于膈，酸寒之性搏激于肺，令人苦咳声哑，惟胡桃可解膈内之痰饮，膈间痰化而嗽止声清，连皮能收肺经耗散之气，连膈能通命门之火，勿去之。溧阳洪辑幼子病痰喘将危，凡五昼夜不乳食，梦观音授以此方，煎汤一蚬③壳灌之，喘即定，亦以乳液凝

① 日华子本草：《日华子诸家本草》之简称，唐代药学家日华子（大明）撰，二十卷，又名《大明本草》，原书已佚，佚文见《证类本草》。

② 齼（chǔ）：牙齿酸痛。

③ 蚬（xiàn）：淡水中的一种贝壳类的软体动物。

于膈间，故用此得效也。

三生饮

乌头三钱　附子三钱　虎掌三钱　木香八分

上水二钟，煎一钟，或温服，或冷服。

三生者，一本而用其三，不炮不制，故名。即《肘后方①》名三建汤者是也。《大明本草②》云：大者为乌头，中者为附子，小而丛生者为虎掌，悉是天雄一裔，古方并用之。取其小者力锐，搜其隐曲；大者力雄，破其冲要；中者力缓，荡其余邪。佐以木香者，时珍云：苦辛泄肺，芳香悦脾，又能通大肠、膀胱之滞，为三焦气分药，复入三生饮中，乘其至刚至锐之气，直上直下，为斩关夺门之剂。苟非寒痰气厥，昏不知人，证偏于实者，不可轻用。但后人方中，虎掌皆用天南星，以天南星亦名虎掌，乃相沿之误，实非天南星也。

王荆公③妙香散

人参一两　益智仁一两　五花龙骨一两　茯神五钱，去木　茯苓五钱　远志肉五钱，甘草制　甘草二钱五分，炙　朱砂水飞，二钱五分

上为末，每服二钱，空心温酒调服。水煎服亦可。

---

①　肘后方：《肘后备急方》之简称，晋代葛洪撰，见前注。

②　大明本草：即《日华子本草》，见前注。

③　王荆公：王安石，北宋政治家、文学家、思想家。官拜宰相，封荆国公，世称王荆公，著《临川集》《临川集拾遗》。

《良方》加木香二钱五分，麝香一钱。

妙香散，治有梦之遗精，《经》言手、足少阴之厥，令人妄梦。《良方》加以木香、麝香，通其神明，使人不梦，淫邪泮释，自无精泄之患。其妙在于二香，而荆公之方，无此二味，亦名妙香，其意何居？抑或传流日久而脱文耳。夫精之藏蓄在肾，统摄在脾，至疏泄之时，则惟听命于心，故用茯苓、远志通肾以泄邪火，人参、益智固脾以摄真精。茯神安神，朱砂定气，龙骨秘精，三者皆安镇心经之药，炙甘草调和阴阳，则心有所主而精不摇矣。二香能清梦寐，又乌可阙之！

金铃子散

川楝子_{去核，一两}　延胡索_{一两}

上为末，每服三钱，温酒调服。水煎服亦可。

金铃子散，一泄气分之热，一行血分之滞。《雷公炮炙论[①]》云：心痛欲死，速觅延胡索。洁古复以金铃治热厥心痛。《经》言：诸痛皆属于心。而热厥属于肝逆，川楝子[②]非但泄肝，功专导去小肠、膀胱之热，引心包相火下行，延胡索和一身上下诸痛。时珍曰：用之中的，妙不可言。方虽小制，配合存神，却有应手取愈

---

① 雷公炮炙论：刘宋·雷敩撰，制药学专著，三卷，收载300种药物的炮炙加工方法，原书早佚，佚方见于《证类本草》《雷公炮炙药性赋解》《本草纲目》等书中。

② 川楝子：介景楼本作"金铃子"，互参。

之功，勿以淡而忽之。

茯神汤

茯神_{去木} 羚羊角_镑 北沙参 枣仁_炒 葳蕤① 远志肉_{去心} 五味子_{各三两} 龙骨_{半两}

上粗捣筛，每服三钱匕，水一盏，煎取七分，去滓，温服，不拘时候。

《圣济总录②》列《素问》病机六十二证，每证各载数方，河间选其可因者，尝录于《宣明方论③》中。《生气通天论》曰：烦劳则张，精绝者是。劳则阴精内绝，不交外阳，致阳气张大也。辟积于夏，使人煎厥者，朱子曰：辟，如驱；辟积，辟襞也；煎，炎蒸热极也，阳气张大不能治。辟襞至夏，而天气炎蒸，阴精愈竭，乃为煎厥，此以内外论厥也。处方当从益阴为主，河间选用《圣济》人参汤实脾，莫若《圣济》之茯神汤为切近。何则？目盲不可以视，肝精不交于阳也，以葳蕤、羚羊角、北沙参、酸枣仁凉肝热，救阴精；耳闭不可以听，肾精不承于阳也，以远志通调肾经不足之气，五味子收摄肾经耗散之精。溃溃乎若坏都，汩汩乎

---

① 葳蕤：行素堂本作"玉竹"，互参。下同，不再注。

② 圣济总录：《政和圣济总录》之简称，宋徽宗组织编写的方书，200卷，载方近二万首。

③ 宣明方论：《黄帝素问宣明方论》之简称，金·刘完素撰，15卷，主要将《素问》中61个病名作了分析，并制定处方，及各门疾病制定处方等。

不可止，乃神气散驰不守，以茯神、龙骨收肝肾散漫之阳，补救阴阳，纤悉毕贯矣。《经》又言：肝气当治而未能，乃为煎厥。详在后论丸方中。

赤茯苓汤

赤茯苓去皮，一两　陈皮去白，一两　麦冬去心，五钱　桔梗一两　人参一两　芍药五钱　槟榔五钱

上为末，每服三钱，水一盏，生姜五片，同煎至八分，去滓，温服，不计时候。

《生气通天论》又曰：大怒则形气绝，血郁于上，使人薄厥。薄者，气血相薄也。怒则气上形于面。血亦随气而上郁，内闭九窍，肺失清净之气，其形自伤，而气绝于下，乃为薄厥。此以上下论厥也。用赤茯苓、橘红、生姜利肺经血分之郁，用麦冬、桔梗清肺经气分之郁，人参固肺经之正气，使之下续真阴，白芍药肝经厥逆之气，使以槟榔，导引至高之气下行。元素曰：槟榔之性下行，如铁石之沉重，能坠诸药至于下极，方义清肺之郁而坠其逆，其厥自平。

大川芎丸

川芎一斤　天麻四两，用郓州者

上为末，炼蜜为丸，每两作十丸，每服一丸，细嚼，食后茶酒下。

秘方茶酒调散

石膏另为细末　菊花　细辛去苗　香附子去须，各等分

上为末，每服二钱，温茶酒调下，食后，每日三服。

新沐中风，则为首风。沐，濯发也。《经》言：头面多汗恶风，当先风一日，头痛不可以出内，至其风日少愈①。出内者，出户内也。至其日正气上行于头，而有少愈之时也。今妇女多有之。风入于头，伤其骨空，即入于营，与风伤卫有异，当从肝虚内风上淫为治，故用大川芎丸。东垣曰：肝虚头痛，宜用天麻、芎藭以补之。河间以茶酒调散为秘方。石膏味辛气轻，治阳明自汗头痛，香附生则气升，能解血郁头痛，甘菊治厥阴头痛，细辛治少阴头痛，茶酒调服，用以升降也。

白术散

牡蛎焙赤，二两②　白术一两一分　防风二两五钱

上为末，每服一钱，温水调下，不计时。如恶风倍防风、白术，如汗多面肿倍牡蛎。

饮酒中风，则为漏风。漏，渗也。《经》言：食则汗出，甚则自汗③，喘息恶风，口渴不能劳事。盖酒气外克，则身无汗，食入汗出，腠理始开，风乃渗入肌肉之间。好古曰：白术治皮间风，出汗，与黄芪同功。东垣曰：防风为风药中润剂，祛肌肉间之风。好古曰：牡

---

① 少愈：《素问·风论》作"则病少愈。"
② 二两：行素堂本作"二钱"，误，今据介景楼本改。
③ 自汗：《素问·风论》作"身汗"。

蛎咸固涩，虽能止汗，顽钝之物，非防风、白术引之，不能达于肌表。河间曰：漏风日久，必为消渴疾。

地黄饮子

熟地_{八钱}　熟附子_{一钱二分}　肉桂_{八分}　石菖蒲_{一钱}　远志肉_{一钱，甘草制}　淡肉苁蓉干_{一钱}　巴戟天肉_{一钱}　麦冬_{一钱五分}　五味子_{一钱}　山茱萸_{一钱五分}　白茯苓_{一钱五分}　川石斛_{一钱五分}

上为末，每服三钱，水一盏半，生姜五片，枣一枚，薄荷五分，同煎至八分，不计时候服。

饮，清水也。方名饮子者，言其煎有法也。瘖啡①之证，机窍不灵，升降失度，乃用一派重浊之药，务在药无过煎，数滚即服，取其轻清之气，易为升降，迅达经络，流走百骸，以交阴阳。附子、肉桂开诸窍而祛浊阴，石菖蒲、远志通心肾以返真阳，川石斛入肾以清虚热，白茯苓泄胃水以涤痰饮，熟地黄、山茱萸滋乙癸之源，巴戟天、肉苁蓉温养先天之气，麦冬、五味子入肺肾以都气。开之、通之、清之、泄之、补之、都之，不使浊阴之气横格于喉舌之间，则语自解，体自正矣。

鳖甲汤

鳖甲_{去栏，醋炙，一两}　生地黄_{一两}　当归_{一两}　白芍_一

---

① 啡：介景楼作"痱"。

吴壶济世千秋业

两　柴胡_{去苗，一两}　肉桂_{三分}　生姜_{三分，切片，焙干}　大腹子皮_{一两}　京三棱_{一两}

上为末，每服三钱，水一大盏，入生姜、木香五分，同煎至八分，去滓，空心温服。

鳖甲汤，治伏梁。伏，匿藏也。梁，石绝水为梁，喻其郁气阻于腹中也。张子和曰：伏梁，火之郁也，以热药散之则益甚，以火灸之则弥聚。其证有二：一由气郁，一由血郁。岐伯曰：裹大脓血居肠胃之外，下则因阴①，上迫胃脘，当生内痈，居脐上为逆，居脐下为从，勿动亟夺，戒人勿急切按摩，用下夺之法。此以四物汤去川芎，用柴胡从血分散火之郁，大腹子皮攻肠胃外之冷热气，肉桂、生姜宣通脐上下之阴结，京三棱入络，破血攻坚削积，鳖甲亦能破癥瘕，去瘀血，《本草》释名神守，凡攻击之剂，用以固守神明，功居要领，故以名汤。

白术汤

白术_{一两}　厚朴_{生姜汁炒，一两}　当归_{去苗，一两}　龙骨_{煅，一两}　艾叶_{炒熟，五钱}

上为末，每服三钱，水一盏，生姜三片，同煎至八分去滓，空心温服。

白术汤治飧泄，食不化而出清谷，用温固升清之

---

①　下则因阴：《素问·刺腰痛》此句后有"必下脓血"四字。

法。《经》言：热气生清，清气在下，则生飧泄。是清浊交错矣。白术健脾消谷，厚朴平胃散结，即《伤寒论》下焦利从胃主治之义。龙骨止下利，固大肠之脱。艾叶，震亨谓其入药服则气上行；时珍曰：转肃杀之气为融和，能回垂绝之元阳。当归，病因热而转生清者，血分必伤，用以调血也。

吴茱萸汤

吴茱萸汤淘，炒，二两　肉桂去皮，二两　干姜炮，二两　花椒出子，炒去汗，五钱　陈皮去白，五钱　白术五钱　厚朴生姜制，二两

上为末，每服三钱，水一大盏，生姜三片，同煎至八分，空心去滓，温服。

吴茱萸汤，治浊气上升而生䐜胀，用温散降浊之法。《经》言：寒气生浊，浊气在上，则生䐜胀，是亦阴阳反作也。方义宣布五阳，亦作白术、厚朴者，中焦䐜胀，正当以白术温中健脾，厚朴温散和胃，吴茱萸入肝，肉桂入心，干姜入脾，橘红入肺，花椒入肾，皆气厚性轻，芳香开发，用以驱散浊阴，有捷于影响之妙。

犀角汤

犀角镑，五钱　升麻三钱　元参五钱　连翘五钱　射干一分，去毛　麦门冬一两，去心　沉香一分，锉　芒硝一两　柴胡五钱，去苗　木通三钱　炙甘草一分

上为末，每服三钱，水一大盏，同煎至八分，食

前，去滓，温服。

结阳者肿四肢，阳别于阴，虽非死病，亦危证也。本论云：所谓阳者，胃脘之阳也，别于阳者，知病处也。故用犀角、升麻解散阳明之结热，元参、连翘肃清枢机，引领清气上下，以散结热，射干、麦冬解上焦之结热，芒硝、沉香破下焦之结阳，柴胡升清气则枢机自转，木通通心窍则经络流行，甘草以和诸药之性，此结之见乎外者，从表散也。

地榆汤

地榆_{四两}　甘草_{三两，半生半炙}

上为末，每服五钱，水三盏，纳缩砂仁七枚，每服可加，炒用亦可，煎至一半，去滓，温服。

结阴者，阴气自结不和于阳也。结则下瘀血，若瘀血去尽，而再结再下，三结三下，断续不绝，亦危证也。治以地榆，身能止血，梢能行血。甘草生用，能行肝胃二经污浊之血，炙之入阴而温散血中之结。煎时另入缩砂仁，香而能窜，内醒脏气，引领二味止血开结，此结之征乎内者，从里解也。

《圣济》大建中汤

人参_{二两}　黄芪_{三两}　当归_{三两}　白芍_{二两}　炙甘草_{二两}　远志_{去心，三两}　龙骨_{二两}　泽泻_{三两}

上为末，每服三钱，水一盏，生姜五片，煎至八分，去滓，温服，不计时候。

风邪从肺乘胜至脾，脾风传肾，燥土之气，肾之所恶，真精不守，乃冤热腹痛而出白液，病名曰蛊，即《左传①》以丧志为蛊也。当此之时，虽云可按可药，然邪及四脏，亦死期将至矣。《圣济方》治以人参、黄芪、当归、白芍、炙甘草柔脾之阳，以化燥气，佐以远志强志益肾，泽泻涤热止泄，龙骨固守真精。处方在脾，主治在肾，二脏并治，故名大建中汤。

建中加减汤

人参一两　黄芪四两　当归一两　白芍四两　炙甘草一两　生地黄四两　麦冬四两　龙骨四两　茯苓一两　厚朴生姜制，一两　肉桂一两　附子一两

上为末，每服三钱，水一盏半，生姜五片，枣一枚，饧少许，煎至一盏，去滓，温服。

肾风传心，亦用建中法者，以心主营而出中焦，故病则筋脉相引搐搦，名曰瘛。当此之时，若心不受邪，复反传而行之肺，法当三岁死。若心不反传，满十日法当死，其为危殆，更甚于前矣。治以人参、黄芪、当归、白芍、炙甘草，加生地黄、麦冬，仿仲景复脉汤法，先为保护心气，龙骨固守心神，佐以茯苓、厚朴、肉桂、附子，兼中下以祛肾邪。

---

① 左传：亦称《春秋左氏传》或《左氏春秋》，春秋时左丘明撰，儒家经典之一，记史自公元前722年至公元前454年，是一部史学和文学名著。

吴壶济世千秋业

黄芪汤

黄芪二两，姜汁炒　人参二两　五味子二两　枸杞子一两熟地黄一两　生干姜一两，新改　川桂枝一两，新改

上为末，每服三钱，水二盏，煎至一盏，去滓，温服，无时。原方有桑皮、麦冬，无干姜、桂枝。

心移寒于肺，饮一溲二，谓之死阴，不治三日而死。《圣济方》治之以黄芪汤。余考其证与方，当增损二味。夫饮少溲多者，饮入于胃，上输于脾，脾气不能散精，而精悍①二气统归于肺，肺亦统输膀胱，水精仍不能四布，有下而不上，有柔而无刚，竟成一派死阴。方中用人参、枸杞子、熟地黄，以足经药治手经病，从阴中和阳，深中肯綮。独以麦冬、桑皮泻心肺二经之邪，于理未切，因率管见，损此二味，增以桂枝、干姜。盖桂枝、人参能和心经之阳，干姜、五味子可摄膀胱之气，治足经而手经亦得其功，移寒之邪可解矣。

麦冬饮子

麦冬二两，去心　知母　人参　炙甘草　生地黄　茯神　栝蒌实　葛根各一两

上为末，每服五钱，水二盏，竹叶数片，同煎至一盏，去滓，食后温服。

心移热于肺，传为膈消，是亦死阴也。虽不若移寒

---

① 悍：介景楼本作"捍"，互参。

之三日而死，然热久消渴，烦心短气，津液日耗，渐成危证。治以人参、甘草和胃生津，麦冬、知母救肺阴，生地黄、茯神清心热，葛根升胃津，瓜蒌止消渴。危证立方，止求无过，治本之图，不为迂矣。

鸡屎醴散

大黄—钱　桃仁—钱　鸡屎醴—钱

上为末，每服一钱，水一盏，生姜三片，煎汤调下，食后临卧服。腊月干鸡屎白半斤，袋盛，以甜酒一斗，渍七日，滤清，取酒用。

醴，甜酒也。少曲多米，酿之一宿而成，仅有酒香者佳。水气鼓胀，用鸡屎白者，鸡无前阴，溺屎同窍，佐以桃仁、大黄，微利水湿从大便而出。清酒为熟谷之气，达于皮毛，行于脉络，下通水道，鸡屎与醴同行，复能使水湿从小便而出，二便通利，腹胀潜消矣。故云一剂知，二剂已。

柴胡地骨皮汤

柴胡去苗　地骨皮各一两

上为末，每服三钱，水一大盏，煎至八分，去滓，细含咽之，食后服。如有病人大便①实者，加大黄、朴硝，可泻热甚。

膀胱移热于小肠，膈肠不便，上为口糜者，手足太

---

① 大便：两版本皆作"段"，误，疑为"大便"。

阳热结也。胃之水谷不得转输于下，则令肠膈塞而不便，恶热上蒸，口中糜烂，由于两阳之开阖混淆，当治少阳之枢。故以柴胡内开腑间结气，外通开阖之机，佐以地骨皮之甘寒，专泻下焦热淫，仍赖柴胡引领清气上升而行阳道，则热解糜平。

蠲痹汤

黄芪二钱五分　防风一钱二分，去芦　当归二钱五分，酒洗　羌活一钱二分　赤芍一钱二分　片子姜黄二钱五分，炒　炙甘草五分

上水二钟①，生姜五片，大枣二枚，煎一钟，食前服。

蠲，去之疾速也。痹，湿病也，又言痛也。痹分三气杂至，风胜为行痹，寒胜为痛痹，湿胜为着痹。余谓三者兼内外因而言，非独言外因也。盖有肝虚生风，肾虚生寒，脾虚生湿，抑或有诸内因而兼外邪为痹，即《经》言：邪之所凑，其气必虚耳。蠲痹汤为治痹祖方，黄芪实卫，防风祛风，当归和营，羌活散寒，赤芍通脉络之痹，片子姜黄通经隧之痹，甘草和药性，生姜②、大枣和营卫，其义从营虚则不仁、卫虚则不用立法，岂非痹属内外因也乎！

---

① 钟：介景楼本作"盅"，互参。
② 生姜：行素堂本作"姜黄"，误，今据介景楼本改。

木香散

木香一两　　高良姜五钱　　干姜五钱　　草豆蔻三两　　陈皮一两　　枳实五钱　　川芎①三两　　赤芍五钱　　诃子皮五钱　　黑牵牛子三两

上为末，每服二钱，水一盏，煎至七分，去滓，温服。

岐伯以心脉急为心疝，是寒伤营也。心不受邪，乃传于小肠，而又不能为之散邪，故小腹有形，痛闷不已。治以木香散辛香下气，乃火郁发之兼下夺之法也。木香疏泄腹间滞寒冷气，得高良姜、干姜、草豆蔻相为佐使，其效尤速。陈皮、枳实破气分之滞，赤芍、川芎开血分之郁。诃子皮，火食长老曰：能消利腹中一切恶物。牵牛子禀火之气，善走经络，利大小便有殊功，刘守真、张子和一时倡率用之。第心与小肠皆属于火，虽为寒郁小肠，纯用一派辛热之药，无监制之品，偏于刚猛，未免有劫阴之患，学者审证用之。

柏子仁散

柏子仁三两　　当归五钱　　防风三两　　细辛三两　　川芎三两　　枳壳三两　　白术三两　　茯苓三两　　附子五钱　　肉桂三两　　槟榔五钱

上为末，每服三钱，水一盏半，生姜三片，枣二

---

①　川芎：介景楼本作"芎䓖"，互参。

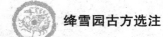

枚，同煎至八分，去滓，温服，不计时候。

柏子仁散治疹筋。疹者，初病即可得而诊见也。《经》言：尺脉数甚，筋急而见[1]，是人腹必急，白黑色见则病甚。白，肺色；黑，肾色。二色见于面，筋急见于腹，是俯仰之脏皆虚，难治之候也。此不治肺肾而治肝者，金虚则木无所畏，肾虚则肝失其养。腹急筋见是肝病也，用柏子仁、当归、川芎、细辛、防风补肝之虚。好古曰：枳壳利肠胃，欲益气则佐以白术、茯苓。腹急筋见是虚寒也，佐以附子、肉桂通下焦之阳。使以槟榔宽其腹，乃急则治标之法也。

益胆汤

苦参一两五钱　黄芩二两，去朽　肉桂一两　人参二两茯神一两五钱　炙甘草二两

上为末，每服三钱，水一盏，煎至八分，去滓，随时温服。

益胆者，益胆汁也。《内经》胆疸治之以阳陵泉，针刺法也，前贤旁通其义，变易汤药之治法。苦参，《别录》云：养肝胆气。王冰注云：入肝为温，增其味，即益其气也。佐以肉桂者，少阳未平，以辛苦发之，发不远热，无犯寒凉也。人参、炙甘草，风热淫于风，佐以甘苦，以甘缓之也。茯神，热淫于内，以清胜

---

① 筋急而见：介景楼本作"筋急而起。"

之也。脾疸、胆疸，皆脏腑热溢而为奇病。脾疸①已见前注，胆疸治以苦补、辛散、甘缓，以代针刺，诚为合法。

通肾汤

菖蒲剉，二两　五加皮剉，一两　生干地黄焙，二两　羚羊角二两　赤芍药二两　甘草炙，剉，一两　猪苓去黑皮，一两　泽泻一两

上为末，每服三钱，水一盏半，煎七分，去滓，温服。

通肾汤，治解亦。解，舒缓也；亦者，疑也，不可必之辞。病有脊脉痛，少气，安卧不欲言，诊其尺脉沉缓而涩，察其病疑于寒，亦疑于热；疑于壮，亦疑于弱。此作强之官精气内滞，不能运行于形体也。以菖蒲、五加皮通九窍，强志意，能运动肾精；猪苓、泽泻助阳通窍，起阴利肾；生地黄、羚羊角起阴气，强筋骨；赤芍入阴散气；甘草入肾缓急。其证难凭，当凭其脉，即知病之所在而无疑也。

豆蔻散

肉豆蔻五个，面裹煨　炙甘草三钱　厚朴五钱

上为末，每服二钱，米饮一盏调下，食前，白汤亦得。

---

① 疸：介景楼本作"瘅"，互参。下同，不再注。

岁水不及，湿乃大行，长气反用，民病濡泄。濡，润也。杨子曰：泄，歇也。谓洞泄下水，一去而少歇，须臾复去也。肉果味辛温，甘草味甘，厚朴味苦辛温。《至真论①》云：太阴之胜，治以咸热，佐以辛甘，以苦泻之。又云：太阴之客，以甘补之，以苦泻之，以甘缓之。然此三味治濡泄之初病者也，若长气反用，火郁于湿，甚则风复，黄气乃损，又非三者可治矣。

越桃散

大山栀子三钱　　高良姜三钱

上和匀，每服三钱，或米饮，或酒调下，痛立止。

越桃，山栀子也，产于南阳山上者佳，故名。痢后小便利者，下焦有寒也，若腹中虚痛不可忍者，是非寒也，明是肺气下郁于大肠，积而成热，寒热混淆而痛。治以山栀子，仍从肺经泻其郁热，复以高良姜开发胃阳，辟除冷气，则阴阳和而腹痛止。

中满分消汤

川乌二分②　　柴胡二分　　升麻三分　　麻黄二分　　干姜二分　　半夏三分　　草果五分　　益智三分　　厚朴五分　　木香三分　　青皮二分　　人参二分　　黄芪五分　　当归二分　　吴茱萸五分　　荜澄茄二分　　茯苓三分　　泽泻二分　　黄连二分　　黄柏五分

---

① 至真论：即《素问·至真要大论》。

② 二分：介景楼本作"一分"。

吴壶济世于秋业

生姜二分

上剉如麻豆大，都作一服，水二大盏，煎至一盏，食前热服。

分消者，上下分消其邪也，谓以辛热散之，苦热泄之，淡渗利之，使其阴阳自然分化，不必泻秽以下之也。川乌母取其原生之脑，体居中，守性不外扬，功专内走阴道，为宣布五阳之向导；麻黄轻扬外达肌表，为升泄阳道之前驱；柴胡、升麻升发少阳生气，行于阳分；生姜、半夏、草果、益智消散脾胃之寒邪；干姜、厚朴、木香、青皮通行脾胃之滞气；人参、黄芪、当归培植营卫正气，以展五阳之用；吴茱萸、荜澄茄苦热，泄中下浊阴之气，使不犯中；茯苓、泽泻利清阳之道路，俾浊阴自上而下泄。寒胀用连、柏者，以六阳居坤土之中，其气郁而不舒，亦有兼热之证，如《经》言：诸腹胀满，诸病有声，鼓之如鼓者是也。再读中满分消丸，以清热利水为用，无事于开鬼门、宣布五阳之法，原其立方之旨，通其幽门则吸门亦不受邪，膈咽得通，浊阴下归，而膜胀自除矣。

五膈汤

杏仁_{去皮尖} 香豉_熬 曲 干姜 吴茱萸 花椒_{炒去汗，各等分}

上六味，捣筛蜜丸，饮服七丸，日三服，忌冷。

膈病，非独三阳结，犹有忧、气、恚、食、寒之证。夫忧、气二膈，结气于胸，以杏仁、香豉开之；恨怒、食生菜二膈，结气于心下，以干姜、曲开之；寒膈结气于腹，以吴茱萸、花椒开之。统论五者，皆系郁结日久，酝酿成膈，非曲、干姜、香豉之蒸罨不能除其陈腐，非吴茱萸、花椒之辛香不能内开闭塞。是方出《隐居①》、《效验②》、《备急③》、《肘后④》、《三丰⑤》诸书⑥，药品皆同，自因获验，得以流传。又有饮膈、热膈，非结气所致，兹不具赘。

进退黄连汤

川黄连姜汁炒，一钱半　干姜炮，一钱五分　人参人乳拌蒸，一钱五分　桂枝一钱　半夏姜制，一钱五分　大枣

上进法：用本方三味不制，水三茶钟，煎减半，温服。退法：桂枝不用，黄连减半，或加肉桂五分，如上制煎服。

黄连汤，仲景治胃有邪，胸有热，腹有寒。喻嘉言旁通其旨，加进退之法，以治关格，独超升古，藉其冲和王道之方，从中调治，使胃气自为敷布，以渐通于上

---

① 隐居：陶弘景，号华阳隐居，后人称陶隐居，见前注。

② 效验：即《备急效验方》，宋·丘哲撰写，已散佚。

③ 备急：《备急千金要方》之简称，见前注。

④ 肘后：《肘后备急方》之简称，见前注。

⑤ 三丰：张金一，又名君宝，号三丰，明代人，人称张真人，著《孙真人神效万应方》。

⑥ 书：介景楼本作"术"，误。

下。如格则吐逆，则进桂枝和卫通阳，俾阴气由中渐透于上，药以生用而升。如关则不得小便，则退桂枝，减黄连，俾阳气由中渐透于下，药以熟用而降。如关而且格者，阴阳由中而渐透于上下，卫气先通则加意通卫，营气先通则加意通营，不以才通而变法，斯得治关格之旨矣。

苍术石膏汤

苍术五钱　石膏三钱　知母一钱五分　甘草一钱

上剉细，和匀，都作一服，水二盏，煎一盏，温服。

苍术石膏汤，太阴阳明经降剂，治湿淫者。《经》言：湿上甚而①热，仲景云：湿邪以寒战而解。则知湿邪当以降为治，立夏后湿温从三焦而伤肌肉，为太阴、阳明所属，故四肢沉重，身热汗多，不欲饮水。治以苍术、石膏刚剂燥之，又得石膏、知母辛咸降之，以甘草佐苍术，知母佐石膏，刚柔相配，不伤脏腑之正气，可谓详审精密矣，虽与白虎汤相似，其义各有微妙。

回阳返本汤

熟附子上　干姜中　甘草下　人参中　麦门冬中　五味子下　腊茶中　陈皮下　面戴阳者，下虚也，加葱白七茎，黄连少许。

---

① 而：原书作"为"，今据《素问·至真要大论》改。

上用澄清土浆水一钟，煎六分，临服入白蜜五匙，隔冷水顿冷服，取汗为度。

节庵[1]变易仲景之白通汤，而为回阳补虚之制。葱白、干姜、附子借以通阳温经，人参、麦冬、五味子借以收阴生脉。然阴阳格拒，病深在脏，又非温经生脉所能通也，而节庵更有生心化裁之妙，佐以广陈皮芳香利气，土浆静镇中宫，线通气道，使以腊茶芳香苦降，为之向导，大破格拒之阴，其飞越之阳，有不翕然返本宁谧者耶。

羊肉汤

左牡蛎三钱　龙骨二钱　川桂枝一钱　大白芍一钱五分
熟附子一钱　当归一钱五分　生姜一钱　精羊肉四两

上都作一服，水二盏，煎八分，温服，不计时。

羊肉汤，救逆汤之复方也。韩祗和[2]曰：救逆不应，当复羊肉，为效甚速。盖以阳盛于上而衰于下者，与以羊肉有情之品，比类从阳，先以眷恋在下欲脱之阳，然后重镇降逆，则在上失守之阳，知有所归宿矣。

安胃汤新制

川花椒五分，炒去汗　安吉乌梅一钱，去核　川黄连一钱
人参三钱　枳实一钱五分　生淡干姜一钱五分

---

① 节庵：陶华，字尚文，号节庵，浙江余杭人，明代医家，撰《伤寒六书》。

② 韩祗和：北宋医家，著《伤寒微旨论》。

上为末，每服三钱，水一钟，煎八分，温服。

安胃者，毋使乘胜之气犯胃也。倦不思食，无不由于脾胃为病，然揆其寒热虚实，却有盛衰，初无定体。余生平阅证，肝病十居其五，惟就厥阴之饥不欲食一证，遵仲景甲己化土之论，参东垣治脾胃之说，为疏一方。川花椒之辛，佐乌梅之酸行阴以泻肝，枳实、干姜助人参行阳道以益气，黄连于脾胃中泻心火之亢，清脾胃生化之源。统论全方：辛酸同用，以化肝气；酸甘相辅，以和胃气。肝化胃和，自能进谷。

犀角地黄汤新改

暹罗犀角三钱　生地黄五钱　　连翘三钱　生甘草五分
原方有丹皮、赤芍，无连翘、甘草。

上水二钟，武火煎八分，温服，无时候。

《局方》犀角地黄汤，厥阴阳明药也。温热入络，舌绛烦热，八九日不解，医反治经，寒之、散之、攻之，热势益炽，得犀角地黄汤立效者，非解阳明热邪，解心经之络热也。按《本草》犀角、地黄能走心经，专解营热，余因革去丹皮、赤芍，易以连翘入心散客热，生甘草入心和络血，以治温热证热邪入络之方，于理无悖，敢以质诸当世。

治蜇桃仁汤

槐角子一两，碎　桃仁一两，碎　艾叶一两　大枣十五枚
上水煎服。

虫蚀谓之䘌，三尸虫最灵异，分处三焦，能上下接应，每藏于肠胃湿处，以蚀外来之五味五气，故病名湿䘌，与狐惑同。若病久不食，肠胃空虚，五味断绝，虫便蚀人五脏之五味五气，缓治则杀人。槐角子槐字从鬼，得虚星之精，其实苦寒，能伏隐身见莫测之虫。桃为五木之精，尸虫附人属木，桃仁苦甘，能镇安求食之虫。艾叶得五阳之精，性入三阴之分，能出阳入阴，以搜僻处接应之虫。时珍曰：多食枣，令人齿黄生䘌，则知枣为三尸虫所喜，复以大枣诱其蚀以伏之也。余曾遇此证，用之良验。

猳鼠粪汤

韭菜根一大把　猳鼠粪十四粒，两头尖者

上二味，以水二升，煮取半升，去渣，再煎三沸，温服尽。必有粘汗出为效，未效，再作服。

鼠粪、韭菜根，皆厥阴药也。阴易是妇人病温后，毒移男子而病也。盖妇人以肝为先天，冬不周密，伤少阳之生气，至春病温，若愈未百日，余毒袭男，男必手足拘挛，显厥阴之证。以韭菜根为君，滑利通阳，疾于下行，再以鼠粪之阴霾引入至阴之处，通阴舒阳，其功效之速，如鼓应桴，后学勿以匪物弃之，道斯广矣。

脚气鸡鸣散

紫苏叶一两　木瓜一两　生姜连皮，二两　桔梗五钱广陈皮一两　吴茱萸一两　槟榔七个上为粗末，分作八服，每服，隔宿用水三大碗，慢火煎至碗半，去滓，再用水二碗，煎滓取一小碗，去滓，两次煎汁相和，安顿床头，次早五更分二、三服，只是冷服，冬月略温，服后用饼饵压下，至天明大便当下黑粪水碗许，即是肾经感寒湿毒气下也，自然痛住肿消。

《经》以脚气名厥，汉名缓风，宋、齐后始名脚气。按前贤论，皆由风寒暑湿乘虚袭于三阴经，宜急为重剂以治之。《外台》疗脚气，惟唐侍中方为最验。至明，周文采①《医方选要》鸡鸣散，药品相同，惟多桔梗一味，取义于五更服，故曰鸡鸣散。紫苏色赤气香，通行气血，专散风毒；同生姜则去寒，同木瓜则收湿；佐以桔梗开上焦之气，广陈皮开中焦之气；妙在吴茱萸泄降下逆，更妙在槟榔沉重性坠，诸药直达下焦，开之，散之，泄之，收之，俾毒邪不得上壅入腹冲心，而成危候。鸡鸣时服者，从阳注于阴也。服药须冷者，从阴以解邪也。东垣分南北二方治法，各随其所胜者而偏调之，证相宜者而倍用之，是亦发前人之未发，在圆机者，斟酌变通，斯为善矣。

---

① 周文采：明代医生，生平履历不详，著《医方选要》《外科集验方》。前者十卷，45门，每门均先论述而处方。

吴壶济世千秋业

神效散①

白浮石　蛤粉　蝉蜕

上为细末，用大鲫鱼胆七个，调三钱服，不拘时，神效。

膈消，《圣济总录》治以麦冬饮子，河间因之。余再读《本事方②》用神效散，其识见之高远，迥胜于前贤。盖心肺同居膈上，热邪移肺，劫其真津，而成燋燢之势，无不外达三焦，复移热于膈，炽若燎原，故渴而求救于水，饮如长鲸之吸川，虽补水降火无及也。妙在即以水中咸寒之物，从其所欲以治之，故仲景用文蛤散，洁古化水丹用蛤粉，皆出此义。是方更有进焉者，浮石、蛤粉、鲫鱼胆三者，以咸胜苦，以苦胜辛。辛，肺之气味也。佐以蝉蜕轻浮上升，引领三者直达肺经，解热止渴，且浮石、蛤粉之咸，皆平善无过，非但止渴，兼能利水，可无聚水之变幻。世医但以滋阴寒剂救燎原之火，孰知火热既消，反不能消水，转成中满肿胀。吾于此敬服许学士具通天手眼，辗转回顾有如此，非深于得道者，其孰能之！

---

① 神效散：此方组成、用法及方论，原书脱，今据绿荫堂本补。

② 本事方：《普济本事方》之简称，宋·许叔微撰，10 卷，23 类，载方 300 余首。

内科丸方

肾气丸

熟地_{八两}　山萸肉_{四两}　山药_{四两}　泽泻_{三两}　牡丹皮_{三两}　白茯苓_{三两}　肉桂_{一两}　熟附子_{一两}

上为末，炼蜜为丸，梧桐子大，每服六、七十丸，空心淡盐汤送，或临卧温酒下，每服当以美膳压之。前方加牛膝、车前子，即《济生①》肾气丸。

肾气丸者，纳气归肾也。地黄、萸肉、山药补足三阴经，泽泻、牡丹皮、茯苓补足三阳经。脏者，藏精气而不泄，以填塞浊阴为补；腑者，如府库之出入，以通利清阳为补。复以肉桂从少阳纳气归肝，复以附子从太阳能纳气归肾。《济生②》再复以牛膝导引入肝，车前导引入肾，分头导纳，丝丝不乱。独取名肾气者，虽曰乙癸同源，意尤重于肾也。

六味地黄丸

熟地_{八两}　山萸肉_{四两，去核}　山药_{四两}　泽泻_{三两}　牡丹皮_{三两}　茯苓_{三两}

上法制，共捣烂，烘燥入磨为末，炼蜜丸，梧桐子

---

① 济生：介景楼本作"金匮"，误。
② 济生：介景楼本作"金匮"，误。

大，每服七八十丸，空心淡盐汤下，冬用酒下。

六味者，苦、酸、甘、咸、辛、淡也。《阴阳应象论》曰：精不足者，补之以味。五脏之精，皆赖肾气闭藏，故以地黄名其丸。地黄味苦入肾，固封蛰之本；泽泻味咸入膀胱，开气化之源：二者补少阴、太阳之精也。萸肉味酸入肝，补罢极之劳；牡丹皮味辛入胆，清中正之气：二者补厥阴、少阳之精也。山药味甘入脾，健消运之机；茯苓味淡入胃，利入出之器：二者补太阴、阳明之精也。足经道远，故制以大；足经在下，故治以偶。钱仲阳[1]以肾气裁去肉桂、附子，治小儿纯阳之体，始名六味。后世以六味加桂，名七味；再加附子，名八味，方义昧矣。

扁鹊玉壶丸

硫黄八两

上法制，服食具载注中。

玉壶，指人身而言。道书曰：金精满鼎气归根，玉液盈壶神入室。玄寿先生曰：硫是矾之液，矾是铁之精，生于温泉，产于山旁，有水火既济之妙。《本草》止治阴寒恶疾，不言治膼。今人用治命门火衰，阳气暴绝，寒水臌胀，却有神功，独是难于制死，余得异授并

---

[1] 钱仲阳：钱乙，字仲阳，山东东平人，北宋著名儿科学家，著《小儿药证直诀》，对后世儿科发展有重大意义。

志制法，以广仁术。

　　凡硫黄八两，配真麻油八两，以硫打碎，入冷油内炖炉上，炭火宜微勿烈，以桑条徐调，候硫溶尽即倾入大水内，急挼去上面油水，其色如金，取缸底净硫秤见若干两，仍配香麻油若干两，照前火候再溶、再倾，连前共三转。第四转用真棉花核油，配硫若干两，照前火候再溶，再倾入大水内，急倾去上面油水，其色如绛。第五转用肥皂四两，水中同煮六时。第六转用皂荚四两，水中同煮六时，拔净制硫之油，倾去其水，其色如硫火之紫。第七转用炉中炭灰，淋碱水制六时，第八转用水豆腐制六时。拔净皂碱之性。第九转用田字草捣汁田字草出水荒稻田中，其叶如田字，八九月采，和水制六时。临用，研如飞面，凡净硫一两，配炒糯米粉二两，或水法或湿捣为丸，每服以硫三分为准，渐加至一钱，开水温送下。

　　天王补心丹其方有四，惟此《道藏》者通

　　人参五钱　当归一两　柏子仁一两　丹参五钱　茯神五钱　酸枣仁一两　天门冬一两　麦门冬一两　五味子一两　生地黄四两　元参五钱　远志肉五钱　桔梗五钱

　　上法制为末，蜜丸弹子大，朱砂为衣，灯心汤服一丸，或噙化。

　　补心者，补心之用也。心藏神，而神之所用者，魂、魄、意、智、精与志也，补其用而心能任物矣。

吴壶济世千秋业

《本神篇》曰：随神往来者谓之魂，当归、柏子仁、丹参流动之药，以悦其魂；心之所忆谓之意，人参、茯神调中之药，以存其意；因思虑而处物谓之智，以酸枣仁静招乎动而益其智；并精出入者谓之魄，以天冬、麦冬、五味子宁静之药而安其魄；生之来谓之精，以生地黄、元参填下之药定其精；意之所存谓之志，以远志、桔梗动生于静而通其志。若是，则神之阳动而生魂，魂之生而为意，意交于外而智生焉；神之阴静而生魄，魄之生而为精，精定于中而志生焉，神之为用不穷矣，故曰补心。

四神丸

补骨脂四两　肉豆蔻二两　吴茱萸一两　五味子三两

上为末，用大枣百枚，生姜八两，切片，同煮。枣烂，去姜，取枣捣丸，每服二钱，临卧盐汤送下。

四神者，四种之药，治肾泄有神功也。补骨脂通癸水之真阳，肉豆蔻保戊土之真气，俾戊癸化火以运谷气。吴茱萸远肝邪而散虚寒，五味子摄肾气而固真阴，生姜、大枣和营卫，辛酸相辅，助阳强阴，则肾关自健固矣。

斑龙丸

鹿角霜八两　鹿角胶八两　菟丝子八两　补骨脂四两
柏子仁八两　熟地黄八两　白茯苓四两

上将胶溶化，量入无灰酒，打糊为丸，每服六七十丸，淡盐汤下。

《乾宁记》云：鹿与游龙相戏，必生异角，故得称龙；鹿有纹故称斑，用其角为方，故名斑龙。鹿卧则口朝尾间，故为奇经督脉之方。凡入房竭精，耗散其真，形神俱去，虽温之以气，补之以味，不能复也。故以有情之品，专走督脉，复以少阴、太阳之药治其合，乃能搬运精髓，填于骨空，大会于督脉之凶会，而髓海充盈。鹿角霜通督脉之气也，鹿角胶温督脉之血也，菟丝子、补骨脂温肾中之气也，熟地黄、柏子仁补肾中之精也。柏子仁属木性润，补骨脂属火性燥，非但有木火相生之妙，而柏子仁通心，补骨脂通肾，并有水火既济之功。使以茯苓，性上行而功下降，用以接引诸药，归就少阴、太阳达于督脉，上潮髓海，而成搬运之功。昔蜀中有道士酗歌酒肆曰：尾间不禁沧海竭，九转灵丹都漫说，惟有斑龙顶上珠，能补玉堂关下穴。《澹寮方①》用鹿茸为君者，余药亦不同，此茸珠丹，非斑龙丸也。今从《青囊②》之方。

天真丸

精羊肉七斤，去筋膜脂皮，批开，入后药　　当归十二两，洗，去芦　鲜山药十两，去皮　肉苁蓉十两，去甲，清水浸淡，晒干

---

①　澹寮方：《澹寮集验方》之简称，元·僧人继红辑，15卷，48门，载方千余首。

②　青囊：即《青囊方》，华佗著，今亡佚。

天门冬_{去心，焙干，一斤}

　　上四味共捣，烘燥磨末，安羊肉内裹缚，用无灰酒四瓶，煮令酒尽，再入水二升煮，候羊肉糜烂再入后药：

黄芪_{五两，蜜炙，为末}　　人参末_{三两}　　白术_{炒，二两，为末}

　　熟糯米饭焙干作饼，将前后药末和丸梧桐子大，一日二次，服三百丸，温酒下。如难丸，用蒸饼五七枚，焙干，入白中杵千下丸之。

　　形不足者，补之以气；精不足者，补之以味，养形补精以全神，故名天真。人参、黄芪、白术养其形也。当归、羊肉、山药补其精也。肉苁蓉暖肾中之阳，引精气以归根；天门冬保肺中之阴，致高原于清肃。尝按古方温燥药中必复滋阴保肺，亦恐未得补阳之功，先伤肺经阴气尔。喻嘉言力赞此方，可谓长于用补，其法制甚精，允为补方之首。

大造丸

　　紫河车_{一具，用米泔水浸，逾时轻轻摆开，换水洗洁，净白如杨妃色者佳。用竹器盛于长流水内浸一刻，取生气，提回再入川花椒滚汤内一过。以铅罐封固，隔汤煮一伏，取出。先倾汁入药，用石臼木椎捣极匀，入后药}　　熟地_{以生地五两，砂仁一两二钱，茯苓切块四两，绢袋盛入瓦罐，酒煮七次，去砂、苓晒干，二两}　　生地黄_{一两五钱}　　淡天门冬_{七钱，去心，清水浸五日，晒干}　　当归_{七钱}　　枸杞子_{一两五钱}　　牛膝_{七钱，酒拌蒸}　　五味子_{七钱}　　淡肉苁蓉_{七钱，去甲，}

切片，浸去白膜，以淡为度，晒干　黄柏七钱，盐水炒　锁阳七钱，酒净　生杜仲一两，另磨去绵

上法制为末，河车捣为丸，量加炼蜜，每服三钱，侵晨百滚汤送。

大造者，其功之大，有如再造，故名。括苍吴球[1]宗丹溪之旨，创立大造丸，世咸遵之。第药品配合，未臻玄奥，余即参丹溪潜阴之法而为损益焉，上能金水相生，下可肝肾同治，潜阴固阳，功倍原方。河车得父母精中之气而成，乃乾坤之橐籥[2]，铅汞之匡廓，所谓胚胎兆九，混元归一者也，为补养先天之妙品。用熟地即以生地为佐，乃白飞霞天一生水之法。当归、枸杞子益血添精，牛膝、杜仲强筋壮骨。肉苁蓉暖肾中真阳，五味子摄肾中真阴。天冬保肺，恐邪火上僭烁金；黄柏坚阴，下守丹田真气。复以锁阳之涩，封固周密。诸法具备，力量宏深，夫是谓之大造，庶得曰可。

固精丸

鹿茸一具　鹿角霜分两同茸　阳起石五钱　韭菜子一两　淡肉苁蓉一两　五味子　茯苓　熟附子　巴戟天肉　青花龙骨煅　赤石脂煅，各五钱

---

① 吴球：吴茭山，浙江括苍（今丽水）人，明代医家，著《诸证辨疑》《活人心统》。

② 橐（tuó）籥（yuè 越）：古代冶炼鼓风之设备，如今之风箱。《老子》："天地之间，其犹橐籥乎？"此处喻鼓动天地之气。

吴
壶
济
世
千
秋
业

上为细末，酒煮糊为丸，如梧桐子大，每服七十丸，空心盐汤送下。

固精丸，治无梦之滑精。夫房劳过度，则精竭阳虚，阳虚则无气以制其精，故寐则阳陷而精道不禁，随触随泄，不必梦而遗也，与走阳不甚相远。治之必须提阳固气，乃克有济，独用补涩无益也。鹿茸通督脉之气舍，鹿角霜通督脉之精室，阳起石提陷下之真阳，韭菜子去淫欲之邪火，肉苁蓉暖肾中真阳，五味子摄肾中真阴，巴戟入阴，附子走阳，引领真阳运行阳道，不使虚火陷入于阴，白茯苓淡渗经气，使诸药归就肾经，用石脂、龙骨拦截精窍之气，而成封固之功。

葶苈丸

葶苈子<small>隔纸炒</small>　杏仁<small>麸炒，去皮尖</small>　桑根白皮<small>剉</small>　猪苓<small>去黑皮</small>　泽泻　椒目<small>以上各五钱</small>

上捣罗为末，炼蜜为丸，如梧桐子大，每服二十丸，葱白汤下，病不知，加至三十丸。《圣济方》有牵牛五钱。

葶苈丸治涌水。涌或作湧。按《经》义，肺移寒于肾为涌水者，无形之邪移于肺之子也。按之腹不坚，水气客于大肠，疾行则鸣濯濯，如囊裹浆者，明系腹不坚，是土虚水泛，水闭郁而不流，则客于大肠，有形之邪反涌于肺之腑也。《圣济》治涌水十三方，亦有从大肠温下之者。河间采择是方，仍从肺肾主治，葶苈子、杏仁、桑皮泄肺经之气闭，猪苓、泽泻、椒目从肾经泻其水溢。原方牵牛子利大肠、下水积，其性雄烈，因证属土虚，故去之，恐犯虚虚之戒也。

槟榔丸

槟榔_剉　大黄_{剉炒}　枳壳_{去瓤，麸炒，各二两}　桃仁_{去皮尖，麸炒}　大麻仁_炒　木香_{各一两}

《圣济方》有青皮_{汤浸，去白一两}，蜜丸，每服十丸，温酒下。

槟榔丸，与润肠、通幽二方同义，和剂也。治小肠移热于大肠之虙瘕[1]证。夫大肠为传导之腑，热则气结液耗，腹痛便涩，然或有时而通，故腹虽有形，聚散靡常，是为虙瘕。虙者，伏也；瘕与瑕通，女病恒有之。君以槟榔，佐以木香、枳壳泄决大肠之气，臣以大黄、桃仁、麻仁润下大肠之热。治在腑者，宣而通之；病在下者，因而夺之。河间减去青皮，勿杂肝胆之药也。

左金丸

吴茱萸_{去闭口，盐水浸一伏，一两}　川黄连_{六两，盐水炒}

上为末，水法为丸，或粥糊丸，每服三十丸，开水送。

经脉循行，左升右降，药用苦辛肃降，行于升道，

---

① 虙（fú）瘕：隐藏在腹中时聚时散的痞块。虙，"伏"的古字。"瘕"，假之意。

故曰左金。吴茱萸入肝散气，降下甚捷；川黄连苦燥胃中之湿，寒胜胃中之热。脏恶热而用热，腑恶寒而用寒，是谓反治，乃损其气以泄降之，七损之法也。当知可以治实，不可以治虚，若勿论虚实而用之，则误矣。

礞石滚痰丸

青礞石一两，以焰硝一两，同入瓦罐，盐泥固济，晒干，火煅石色如金为度，无金星者不用　黄芩八两　大黄八两，酒蒸　沉香五钱

上为细末，水法为丸，每服三五十丸，量人强弱加减。

礞石性寒下降，阴也；焰硝性热上升，阳也。用以同煅，不特取焰硝有化石之能，并与礞石有阴阳相济之妙。是方也，治痰之功在于礞石，然独能攻肝经风热老痰，与他脏之痰[①]不相及也。王隐君[②]云：其痰似墨，有如桃胶、破絮、蚬肉之状，咯之不出，咽之不下，形坚性重，入水必沉，服之其痰下滚，从大便而出。复以黄芩肃肺经清化之源，大黄泻脾经酿痰之热，沉香利肾经生痰之本。三焦清利，痰自不生，礞石治其本，三者穷其原耳。

---

① 痰：介景楼本作"疾"，误。

② 王隐君：王珪，字君璋，号中阳，江苏常熟人，中年后弃官隐居，后人称王隐君，著《泰定养生主论》十六卷。礞石滚痰丸即出自此书。

威喜丸

云茯苓四两，去皮，作匣以猪苓四钱半入内，煮二十余沸，日干，拣去猪苓，晒干为度　黄蜡四两，溶化

上即以蜡丸弹子大，空心细嚼，满口生津，徐徐咽下，以小便清为度。忌米醋，尤忌怒气、劳力。

《抱朴子①》云：茯苓千万岁，其上生小木，状似莲花，名威喜芝。今以名方者，须择云茯苓之年深质结者。制以猪苓导之，下出前阴。蜡淡归阳，不能入阴，须用黄蜡性味缓涩，有续绝补髓之功，专用调斫丧之阳，分理溃乱之精，故治元阳虚惫而遗浊带下者。若治肺虚痰火久嗽，茯苓不必结，而猪苓亦可不用矣。

鳖甲煎丸

鳖甲十一分，炙　阿胶三分，炙　蜣螂六分，熬　蜂房四分，炙　䗪虫五分，熬　鼠妇三分，熬　葶苈子一分，熬　大黄三分　赤硝十二分　桃仁二分　乌扇三分，烧，即射干　紫葳三分　柴胡六分　桂枝三分　干姜三分　黄芩三分　半夏一分　厚朴三分　瞿麦二分　石韦三分，去毛　人参一分　芍药五分　牡丹皮五分，去心

上二十三味为末，取煅灶下灰一斗，清酒一斛五斗，浸灰，候酒尽一半，着鳖甲于中，煮令泛烂如胶

---

①　抱朴子：晋代医药学、化学家、道家葛洪所著，分内外篇，其《抱朴子·内篇》专讲炼丹术，《抱朴子·外篇》则系道家著作。

漆，绞取汁，纳诸药煎为丸，如梧桐子大，空心服七丸，日三服。

鳖甲煎丸，都用异类灵动之物，若水陆，若飞潜，升者、降者、走者、伏者咸备焉。但恐诸虫扰乱神明，取鳖甲为君守之，其泄厥阴、破癥瘕之功，有非草木所能比者。阿胶达表熄风，鳖甲入里守神，蜣螂动而性升，蜂房毒可引下，䗪虫破血，鼠妇走气，葶苈子泄气闭，大黄泄血闭，赤硝软坚，桃仁破结，乌扇降厥阳相火，紫葳破厥阴血结，干姜和阳退寒，黄芩和阴退热，和表里则有柴胡、桂枝，调营卫则有人参、白芍，厚朴达原劫去其邪，牡丹皮入阴提出其热，石苇开上焦之水，瞿麦涤下焦之水，半夏和胃而通阴阳，灶灰性温走气，清酒性暖走血。统而论之，不越厥阴、阳明二经之药，故久疟邪去营卫而着脏腑者，即非疟母，亦可借以截之。按《金匮》惟此丸及薯蓣丸药品最多，皆治正虚邪着久而不去之病，非汇集气血之药攻补兼施，未易奏功也。

虎潜丸

龟甲四两，炙　虎胫骨一两，炙　熟地黄三两　当归一两五钱，酒洗　白芍二两，酒炒　牛膝二两，酒蒸　陈皮二两，盐水润　黄柏三两，盐水炒　知母三两，盐水炒　锁阳一两五钱，酒润

上为末，羝羊肉酒煮烂，捣丸，盐汤下。冬加干姜一两。

虎，阴兽。潜，伏藏也。脏阴不藏，内热生痿者，就本脏分理以伏藏其阴也。故用龟甲为君，专通任脉，使其肩任三阴，臣以虎胫骨熄肝风，丸以羊肉补精髓，三者皆有情之品，能恋失守之阴。佐以地黄味苦补肾，当归味辛补肝。使以牛膝行血，陈皮利气，芍药约阴下潜，知、柏苦以坚之，锁阳涩以固之，其阴气自然伏藏而内守矣。

黑地黄丸

白术<small>一两六钱，炒黑</small>　熟地<small>一两六钱，炒黑</small>　五味子<small>八钱，蒸熟</small>　生淡干姜<small>清水浸淡，春七分，夏五分，冬一钱</small>

上为末，枣肉为丸，每服百丸，清米饮汤送下。

地黄丸，名之以黑者，白术、熟地皆须炒黑也。《经》言：脾寒则湿，肾热则燥。故治脾恶润剂，治肾恶燥剂。许学士云：用白术则有碍于肾，用熟地则有碍于脾。今以二者炒黑，乃去其味留其气，庶可两擅其长，治上咳下利，脉至细数者，颇有效。白术、熟地黄扶太阴、少阴先后天之正气。五味子、干姜独摄太阳之表气，保肺止嗽。仲景云：太阳膀胱嗽不止者，当加五味子、干姜是也。

来复丹

太阴玄精石^①<small>一两</small>　舶上硫黄<small>一两</small>　橘红<small>二钱</small>　芒

---

① 太阴玄精石：行素堂本作"磁石"，误，今据介景楼本改。

硝①一两，用硫黄为末，微火炒，结砂子大　　青皮二钱，去白　　五灵脂二钱，澄去砂，炒令烟尽

　　上为末，醋糊丸，豌豆大，每服三十丸，空心米饮下。

　　《易》言：一阳来复于下。在人则为少阳生气所出之脏，病上盛下虚，则阳气去，生气竭，此丹能复阳于下，故曰来复。玄精石乃盐卤至阴之精，硫黄乃纯阳石火之精，寒热相配，阴阳互济，有扶危拯逆之功。芒硝化硫为水，亦可佐玄、硫以降逆。灵脂引经入肝最速，能引石性内走厥阴，外达少阳，以交阴阳之枢纽。使以橘红、青皮者，纳气必先利气，用以为肝胆之向导也。

　　至宝丹

　　暹罗犀角镑　　朱砂研，水飞，观音面者佳　　雄黄研，水飞琥珀研　　玳瑁镑，各一两　　牛黄五钱　　麝香研　　龙脑研，各一钱　　金银箔各五十片　　水安息香一两，无灰酒熬成膏，如无，以旱安息香代之

　　上将犀角、玳瑁为细末，入余药研匀，将安息膏重汤煮，入诸药搜和，分作百丸，蜡护，临服剖用，参汤化下。

　　至宝丹，治心脏神昏，从表透里之方也。犀角、牛黄、玳瑁、琥珀以有灵之品，内通心窍。朱砂、雄黄、

金银箔以重坠之药，安镇心神。佐以龙脑、麝香、安息香搜剔幽隐诸窍。李杲曰：牛、雄、脑、麝入骨髓，透肌肤。《抱朴子》言：金箔、雄黄合饵为地仙，若与丹砂同用为圣金，饵之可以飞升。故热入心包络，舌绛神昏者，以此丹入寒凉汤药中用之，能祛阴起阳，立展神明，有非他药之可及。若病起头痛，而后神昏不语者，此肝虚魂升于顶，当用牡蛎救逆以降之，又非至宝丹所能苏也。

万氏牛黄清心丸

西牛黄_{二分五厘}　镜面朱砂_{一钱五分}　生黄连_{五钱}　黄芩_{三钱}　山栀_{三钱}　郁金_{二钱}

上为末，蒸饼为糊，丸如黍大，每服七八丸。

喻嘉言[①]《治中风门》云：热阻关窍，汤剂中调入牛黄清心丸。但古有数方，其义各别，若治温邪内陷胞络神昏者，惟万氏之方为妙。盖温热入于心胞络，邪在里矣，草木之香仅能达表，不能透里，必借牛黄幽香物性，乃能内透胞络，与神明相合，然尤在佐使之品配合咸宜。万氏用黄芩、黄连、山栀子以泻心火，郁金以通心气，朱砂以镇心神，合之牛黄相使之妙。是丸调入犀角、羚羊角、金汁、甘草或人中黄、连翘、薄荷等汤剂

---

　　① 喻嘉言：喻昌，字嘉言，号西昌老人，江西南昌人，清初著名医家，著《尚论篇》《医门法律》《寓意草》等书。

中，定建奇功。

苏合香丸

苏合香_{白者良，研，二两}　安息香_{无灰酒煮，去砂，二两}暹罗犀角_{镑，研}　龙脑冰片_研　麝香_{勿经火，另研，各一两}香附_炒　木香　薰陆香_{另研}　沉香_{另研极细}　丁香　白术_{各一两}

上十一味为末，逐一配匀，量加炼蜜和剂，分作五十丸。另以朱砂一两，水飞为衣，蜡护，临用剖开，井水、生姜汤、温酒皆可，化下一丸。原方尚有白檀香、荜茇、诃黎勒，《局方》裁去之，因其太涩燥耳。

苏合香能通十二经络、三百六十五窍，故君之以名其方，与安息香相须，能内通脏腑。龙脑辛散轻浮，走窜经络，与麝香相须，能内入骨髓。犀角入心，沉香入肾，木香入脾，香附入肝，熏陆香入肺。复以丁香入胃者，以胃亦为一脏也。用白术健脾者，欲令诸香留顿于脾者，使脾转输于各脏也。诸脏皆用辛香阳药以通之，独心经用朱砂寒以通之者，以心为火脏，不受辛热散气之品，当反佐之，以治其寒阻关窍，乃寒因寒用也。

木香砂煎丸

木香_{一分}　硇砂_{醋内化，滤净炒，五钱}　京三棱_{生用，一分}巴豆_{去膜，勿去油，研，一分}　大黄_{炮，一分}　蓬莪术_{炮，一分}青皮_{汤浸，去白，焙，一分}　干姜_{炮，一分}　肉桂_{去粗皮，一分}附子_{炮制，去皮脐，一分}　干漆_{炒烟出，一分}　松墨_{一指大，研}

上一十二味，将京三棱、巴豆、大黄三味各捣研为末，同置银石器内，用醋一升，煎一两沸，次入硇砂同熬成膏收，将诸药捣为末，以前四味膏和成剂，杵千下，为丸如绿豆大，每服五丸，炒生姜汤下。结聚腹内气块痛，干姜汤或橘皮汤下。若面黏食成癥，煮面汤下；牛羊鳖肉成癥，各用本肉淡汁下；妇人诸般血癥，当归酒下。如要宣转，茶清下，加至七丸，小儿三丸。

硇砂方出自唐宋，癥癖痃疾，推之不移者，非此不化。木香专走三焦，硇砂亦能化三焦之痃疾，故方名并称之。三棱破血中之气，昔有五色癥块为刀柄，遇棱化水，《夷坚志①》所载甚悉。巴豆走气溃坚，大黄入血攻积，时珍谓其同用，泻人反缓。此先以醋煎三味，次入硇砂成膏，亦使猛锐之力徐行耳。蓬莪术与三棱相须，破气中之血，青皮助肝疏泄，干姜、肉桂、附子通三焦之阳，干漆性急飞窜，松墨性轻健捷。诸药止用一分者，仅取其引经报使，通阳入阴，捷如影响，佐硇砂成化癥之功。

天真丹

沉香<small>一两</small>　琥珀<small>一两</small>　巴戟天<small>酒浸，去心，一两</small>　葫芦巴

---

① 夷坚志：南宋洪迈撰，笔记小说集，内容多为怪异故事和异闻杂录及市民生活，原有 420 卷，今存 206 卷。

炒香，一两　茴香_{盐炒香，去盐用，一两}　补骨脂_{炒香，一两}　杜仲_{炒去丝，一两}　肉桂_{一两}　萆薢_{酒浸炒香，一两}　牵牛子_{盐炒香黑，一两}

上十味为细末，用原①浸药酒，打面糊为丸，如梧桐子大，每服五十丸至七八十丸，空心温酒下。

天真丹，治下焦阳虚，脐腹癎冷，腿肿如斗，囊肿如升，肌肉坚硬，按之不䐜②，是皆形气不及之病，非因寒而肿硬也。阳虚湿至则肿，阳气去则坚如石。不因寒而肿硬者，则非理中、真武之通阳，舟车、神祐之去湿矣。盖阳去肉坚，当以辛香走气，起阳破坚。阳虚湿至，当以辛热利水，逐湿消肿。细绎是方，用沉香入肾，消风水之肿毒；琥珀达命门，利水道，破坚瘕；巴戟天疗脚气寒湿；胡芦巴搜下焦冷气潜伏；舶茴香辟膀胱冷气，除下焦气分之湿；补骨脂暖腰膝，逐囊湿；杜仲健腰脊，除阴下湿；肉桂除下焦沉寒癎冷；萆薢味苦疗瘑③痹，去下焦风湿；牵牛子性大热，除气分之湿，三焦壅结，脚浮水肿。以上诸药，辛香者居多，其苦辛无香者，或藉酒浸，或令炒香，俾阳通湿去，其肿自

①　原：介景楼本作"元"，互参。
②　䐜（yǎo）：凹下。《灵枢经·水胀篇》："按其腹，䐜而不起，腹色不变，此其候也。"
③　瘑（qún）：手足麻痹。《素问五常大论》："皮瘑肉苛，筋脉不利。"

消，肌肉自柔，于以迎阳下返，积气全形，命曰天真，形不坏也。

资生丸

白扁豆一两　山药一两五钱　人参三两　白术土炒，三两莲子肉一两　茨实一两五钱　橘红二两　桔梗五钱　甘草炙，五钱　白豆蔻三钱五分　厚朴一两　山楂肉二两　川黄连三钱五分　神曲二两　藿香五钱　茯苓一两五钱　泽泻三钱五分薏苡仁三两　麦芽一两五钱

上为末，炼蜜丸，每丸二钱重，每服一丸，醉饱后二丸，细嚼，淡姜汤下。

《易》曰：至哉坤元，万物资生。取以名方者，因三焦五脏生生之气，全资脾胃而输化也。盖土居乎中，而位寄乎五行，三焦分受其气于五脏，故补脾胃而仍分理三焦也。白扁豆、山药补金中之土也，人参、白术补其正土也，莲子肉、茨实补水中之土也。橘红、桔梗、甘草、豆蔻运上焦之气而使之输也，麦芽、薏苡仁、茯苓、泽泻理下焦之气而使之化也。三焦气行，五脏气充，而生气勃然矣。

伐木丸

茅山苍术米泔水浸二宿，去皮毛，二斤　黄酒面曲造法另载本草，四两，同苍术炒赤色　皂矾醋拌晒干，入阳城罐火煅，一斤

上法制为末，醋糊丸，梧桐子大。每服三四十丸，好酒、米汤任下，日二三服。

寿
壶
济
世
千
秋
业

伐木丸出《张三丰仙传方①》。三丰云：此乃上清
金蓬头祖师所传，治黄肿如土色②，其效如神。皂矾味
酸性凉，百草遇之不生，人秽得之化水，其消积滞、燥
脾湿之功，非诸药所能及。再制以米醋，丸以醋糊，泻
肝经之气，使脾胃无贼邪之患。苍术疏泄阳明之气，除
湿以安太阴，为仙家服食之药。黄酒面曲乃绿豆、杏
仁、辣蓼所罨，其辛凉之气，能除陈腐，亦仙品也。李
时珍云：以皂矾加入平胃散，胡桃、枣子为丸，又以皂
矾、当归、百草霜为剂，总不及此方之妙。

宁肺散

罂粟壳③醋炒，一两六钱　乌梅肉四钱

上为末，每服二钱，沸汤点服。

宁，甸安也。嗽久则劳于肺，气散不收，肺胀病剧
者，始用以安肺。河间云：嗽久不已，诸药无效者，用
之极验。罂粟壳轻清入肺，性涩固气。复以乌梅者，肺
欲收，急食酸以收之也。但粟壳之性紧急，恐其固涩太
过，反佐以米醋制之，与乌梅气味相投，敛而降下，不
使粟壳留恋肺经，以伤娇脏④。其法少用点服者，朱震
亨云：治病之功过急，恐急则伤人也。

---

① 张三丰仙传方：见前注"三丰"条。
② 色：介景楼本作"包"，误。
③ 罂粟壳：介景楼本作"御米囊"，系别名，又名御米壳。
④ 脏：介景楼本作"藏"，误。

禹功散

黑牵牛头末_{入磨一次，不复再磨，四两}　大茴香_{炒，一两}

上为细末，以生姜自然汁调一二钱，临卧服。

禹功者，脾湿肿胀肉坚，攻之如神禹决水。牵牛苦热，入脾泻湿，欲其下走大肠，当以舶茴辛香引之，从戊入丙至壬，开通阳道，走泄湿邪，决之使下，一泻无余，而水土得平。

神香散

丁香_{七粒}　白豆蔻_{七粒}

上为末，清汤调下，如小腹痛者，加砂仁七粒。

神香散，景岳之新方也。以之治干霍乱痧胀腹痛，属于寒湿凝滞脉络者，殊有神功，与辰砂益元散治湿热痧胀，可谓针锋相对。夫痧者，寒热之湿气皆可以为患，或四时寒湿凝滞于脉络，或夏月湿热郁遏于经隧，或鼻闻臭气而阻逆经气，或内因停积而壅塞腑①气，则胃脘气逆，皆能胀满作痛，甚至昏愦欲死。西北人以杨柳枝蘸热水鞭其腹，谓之打寒痧。东南人以油碗或油钱②括其胸背手足内腘，谓之刮痧。以碗锋及扁针刺舌下、指尖及曲池、委中出血，谓之鎙③痧。更服八砂丹以治其内，是皆内外达窍以泄其气，则气血得以循度而

---

①　腑：两版本皆作"府"，今从文义改。

②　油钱：介景楼本作"油线"，误。

③　鎙（shuò）：长矛。

行，其胀即已，非另有痧邪也。近世俗医另立痧科，凡是腹痛胀满烦闷不安，咸谓之痧，唯欲自衒其术，反戒患家勿轻用药，殊堪捧腹。

霹雳散

雄黄五分　雌黄五分　人言四分　冰片五分　生山栀子二十枚　牛黄五分　急性子①一钱　生绿豆一百八十粒

先将绿豆冷水洗，去皮，同余药各生晒干为末。大人用七分，十五六岁者用四分，或粉面糕饼令其食，少顷吐出顽痰为妙，晚以稀粥补之。

霹雳者，破泄阴霾也。是方治阳狂，殊为不合，若治痴癫，颇有批郤导窾之妙。按《内经·癫狂篇》，癫分骨、筋、脉三种。又按《难经·二十四难》曰：重阴者癫。明系痴癫是脏病，多由肝经风痰随气上逆于心，迷乱神明，故宜涌而吐之。生黄砒不及炼白砒，燥烈纯热，劫痰善吐，但炼砒毒能伤人，故必重用生绿豆以解其毒。然有服之其毒内攻而不吐者，又必以食物如粉面糕饼鼓动胃气，则无有不吐者矣。山栀子轻扬上浮，急性子下气透骨，是即栀子豉汤激而行之，相助以吐。雄黄入肝之阳分，杀精辟鬼；雌黄入肝之阴分，祛风杀虫。牛黄入肝脏引风外出，冰片入骨髓搜风可尽。

---

①　急性子：又名凤仙子，系凤仙花科植物凤仙的种子。苦辛，温，有毒。有破血，消积，软坚之功。

刚猛毒药，无微不入，胸中即有固结顽痰，亦必倒仓吐出，其神明得以归舍而清矣。

小金丹

辰砂二两　水摩雄黄一两　叶子雌黄一两　紫金炼熟，金箔，五钱

上药同入合中，外固了，埋地一尺，筑地实。不用炉，不须药制，用炭二十斤，煅之七日终，候冷七日取。次日出合子，埋药地中，七日取出，顺日研之三日。炼白蜜为丸，梧桐子大。每日望东吸日华气一口。冰水下一丸，和气咽之。服十粒，无疫干也。

小金丹为辟疫之方，全用金石者，取天地五行自然之气也。辰砂生禀青阳，受气于丙，有木火之德；雄黄得阳土之精，雌黄得阴土之精。金禀己土①阴气，得水之精。以火煅之，以土埋之，循太阳左旋以研之，吸太阳初升之气以吞之，纯阳之气用冷水以摄之，采取阴阳之精气，坐镇中宫，正气在内，邪不能干也。按《素问》遗论《刺法论篇》②，是方系后人增附，然方义颇通，故释之。

獭肝丸

獭肝一具，阴干

为末，水服二钱，日三服，以瘥为度。

---

① 己土：介景楼本作"已土"，误。
② 《刺法论篇》：介景楼本作"辟疫篇"，误。

獭肝丸，奇方也，葛稚川①治尸疰、鬼疰，仲景治冷劳，皆取用之。按獭肝性温，能驱阴邪而镇肝魂，不使魂游于上而生变动之症。盖疰者，邪注于脏也。若注于肝，则肝为善变之脏，邪与魂相合，症变便有二十二种，其虫三日一食，五日一退，变见之症，无非阴象。而獭肝一月生一叶，又有一退叶，是其性亦能消长出入，以杀隐见变幻之虫，真神品也。

吐蛊散_{新制}

白矾　建茶　土常山　马兜铃根②　雄黄　刺皮灰桑枝汁　蒜汁　鸡翅下血_{赤雄}　败鼓皮灰　甘草节_{麻油浸}

上等分为末，每服五分，以吐为度。

按《周礼》有秋官庶民掌除毒蛊者，蛊之为害，由来久矣。其名有五：所谓蛇蛊、蜥蜴蛊、蜈蚣蛊、蜣螂蛊、草蛊是也。其法以诸虫同蓄一器，任其互相吞啖，存者即以为蛊。中其毒于饮食中，能蚀人腑脏，发症难以名状，缓治即无生理。千百年来，大抵皆淫乱之俗及妄图福利者之所为，故其害于今犹未泯也。然有解蛊之法，能令人不置于死地者。考古治法：初中蛊者，当越之使吐，去尽恶物，可不致死。余故采择古人解蛊效验药饵，配合成方，名曰吐蛊散。雄黄解五蛊之毒，

---

① 葛稚川：葛洪，字稚川，见前注。
② 马兜铃根：青木香之别名。

刺猬制五蛊之神，蒜汁纯阳，制五阴之毒。桑汁杀腹内虫，专制蜈蚣，赤雄鸡翅下血入血而性升，善祛伏风，故解蛇、蝎、蜈蚣之风毒，败鼓皮灰以其久鸣而败，能令病人自言造蛊者之名。土常山出天台，性凉味甘如蜜，岭南人呼为三百头牛，马兜铃根味苦，能吐五蛊，草虫之毒，非此不除，岭南人呼为三百两银。甘苦同行，必发吐也。白矾出闽中北苑，性寒味苦，治热毒。苦涩寒热相佐以行，当发吐也。常山、兜铃、白矾、建茶，皆攻毒涌越之品，再以甘草载引于上，则有不倾囊而吐者矣。

雪羹

大荸荠四个　海蜇①漂去石灰矾性，一两

上二味，水二钟，煎八分服。

羹，食物之味调和也；雪，喻其淡而无奇，有清凉内沁之妙。荸荠味甘，海蜇味咸，性皆寒而滑利。凡肝经热厥，少腹攻冲作痛，诸药不效者，用以泄热止痛，捷如影响。

炼真丸

茅术去皮，米泔浸，麻油炒，三两　茯苓三两　黄柏三两，童便、人乳、盐水各制一两　泽泻一两　蛇床子一两，酒炒　淫羊藿去刺，羊脂拌蒸，一两　白莲须酒洗，一两　五味子一两

---

① 海蜇：介景楼本作"海蛇"，误。

沉香_{另末，勿见火，一两}　人参_{三两}　鹿茸_{大者一对，酥炙}　大茴香_{去子，一两}　凤眼草_{一两，即樗荚}　金铃子_{酒蒸，去皮核，三两}　大槟榔_{七两，童便浸切}

上为末，用干山药末为糊丸，空心盐汤送四钱，临卧，温酒再服二钱。

炼真者，炼本身之精气神，不为阴邪所蔽，常使虚灵不昧，以复天真也。世有膏粱之人，再为房劳所伤，湿热障蔽于内，精气昏乱，因而无子者，宜服此丸。统论方义，似仅能去湿热，通阳道而已，然细绎其配合之理，却有斡旋造化之妙。盖膏粱之湿，伤及肾阴，非苍术不能胜其湿；膏粱之热，扰动阴火，非黄柏不能制其热。二者涤身中素蕴之湿热也。茯苓上渗水饮；泽泻下通水道。二者引未蓄之湿热，旋从小便而出也。蛇床子燥阴湿，益阳事；淫羊藿起阴痿，兴绝阳。二者通命门之真火以生气也。白莲须清心通肾，交媾水火，会合木金；五味子收五脏之阴，功专摄金气以生真水。二者兼固精气神，以寓生生不息之机也。沉香入肾壮阳暖精；大茴香开上下之经气^①，内接丹田。二者芳香走窜；诸药虽具补泻之功，借其芳香乃能内入也。人参升举五脏之阳；鹿茸督率奇经之阳。二者宣发真阳以迎合精气神也。金铃子泄气分之热，引相火下行；凤眼草清血中之

_____

① 经气：介景楼本作"精气"，误。

热，使真阴内守。二者又为诸药之向导也①。独以大腹子为君者，非但取其迅坠诸药至于下极之功，且佐苍术、茯苓、泽泻、黄柏、金铃子等扫除清道，不致鹿茸、茴香、蛇床子、藿香反助素蕴之湿热，亦种玉之一则也。

菟丝子丸《济生》

菟丝子酒拌生用，二两　鹿茸酒炙，二两　淡肉苁蓉酒拌，二两　淡附子一两，炮　五味子一两　鸡肫胵五钱，炙　桑螵蛸酒炙，五钱

上为末，酒糊丸，如梧桐子大，每服七十丸，空心盐汤下。

小便失禁，古方多用固涩，或兼通太阳，究非寻源探本之治。盖小便癃闭，则用附子等独开太阳之气化，若夫不约，则三阳俱撤矣，独摄太阳亦无益也。当升举督脉之阳，以保护诸阳之气，故鹿茸为必需之药，大制用之，当奏奇功。余博考失禁诸方，惟《济生》菟丝子丸稍为合法，然必佐以芳香入阴之品，乃能抵下焦而升阳，如韭菜子、茴香、补骨脂、杜仲等类，愿后贤裁之。

猪肚丸②

牡蛎四两，煅，另研极细　白色苦参三两　白术四两　猪

---

①　药之向导也……亦种玉之一则也：行素堂本缺，今据介景楼本补。

②　猪肚丸：行素堂本缺，今据介景楼本补。

肚一具，洗洁，砂罐煮烂，石臼捣数百杵

上药同猪肚捣令极匀，如药干，量增肚汁，丸如梧桐子大，每服五十丸，空心米饮送下，日三服。久服不但治遗，即劳瘦者亦能肥也。

刘松石①猪肚丸，治肥贵人湿热遗精之方也，即仲景黄连猪肚丸之义。盖肥贵之人，嗜鲜美，饮醇醪，久之脾胃酿成湿热，留伏阴中，夜为梦泄。治以水蓄之肚，为水中之土，能厚胃泄水，佐以白术健脾胜湿，截其病之所从来，苦参泄脾湿而坚肾阴，佐以牡蛎咸寒胜热，固涩止遗，又先于其湿之所往也。泄其邪，固其正，则虽有梦而不遗矣。夫遗滑变症虽多，不越乎有梦、无梦、湿热三者之范围，从此推之，可知庖丁之导窾矣。

大补阴丸

黄柏盐酒炒褐色，四两　　知母酒炒，四两　　熟地酒蒸，六两 败龟板去衣墙，雄者，酥炙，六两

上为末，猪脊髓和蜜丸，每服七十丸，淡盐汤下。治虚呃，用参术汤送下。

丹溪补阴立法，义专重于黄柏，主治肾虚劳热，水亏火炎，以之治虚火呃逆，亦为至当。《难经》言：逆

---

①　刘松石：明代医生，著《松篁岗刘氏保寿堂活人经验方》，四卷，载方131首，另著《保寿堂经验方》，亡佚。

气而里急，冲之为病也。以冲为阴脉之海，并足少阴之脉，行乎幽门通谷夹巨阙而上，故丹溪谓呃逆属于肝肾之虚者，其气必从脐下直冲上出于口，断续作声。第肝肾之气，在下相凌，左肾属水，不能自逆，而右肾为相火所寓，相火炎上，挟其冲气，乃能逆上为呃。主之以黄柏，从其性以折右肾之相火，知母滋肾水之化源，熟地黄固肾中之元气，龟板潜通奇脉，伏藏冲任之气，使水不妄动。治虚呃用参术汤下之者，人之阴气，依胃为养，胃土损伤，则相火直冲清道而上，此土败于相火之贼，当崇土以制龙雷之火也。

通关丸<small>一名滋肾丸</small>

黄柏<small>去皮，剉，酒洗，焙</small>　知母<small>剉，酒洗，焙干，各一两</small>　肉桂<small>五分</small>

上为细末，熟水为丸，每服一百丸，空心白汤下。顿两足，令药易下行。如小便利，前阴中如刀刺痛，当有恶物下为验。

东垣滋肾丸，原名通关丸。《难经》关格论云：关则不得小便。口不渴而小便不通，乃下焦肾与膀胱阴分受热，闭塞其流，即《内经》云：无阴则阳无以化也。何则？膀胱禀大寒之气，肾感寒水之运，气运窒塞，故受热而闭。治法仍须用气味俱阴之药，除其热，泄其闭。治以黄柏泻膀胱之热，知母清金水之源，一燥一润，相须为用，佐以肉桂，寒因热用，伏其所主而先其

是壶济世千秋业

所因，则郁热从小便而出，而关开矣。再议膏粱酒湿，损伤肾水，以致关阴者，亦能使火逆而为格阳，或为呃逆，为咽痛。东垣尝谓阴火上冲，而吸气不得入，胃脉反逆，阴中伏阳，即为呃。又谓肾虚蒸热，脚膝无力，阴痿阴汗，冲脉上冲而为喘、为咽痛者，用之亦效。

大黄䗪虫丸

大黄蒸，十分　黄芩二两　杏仁一升　桃仁一升　干地黄十两　干漆一两　虻虫一升　水蛭百枚　蛴螬一升　䗪虫半升　芍药四两　甘草三两

上十二味，末之，炼蜜和丸，如小豆大，酒饮服五丸，日三服。

《金匮》血痹虚劳脉证九条，首条是汗出而风吹之，血凝于肤而为痹，然痹未至于干血，后六条是诸虚不足而成劳，然劳亦不至于虚极，故治法皆以补虚、和营卫、去风气为方。若五劳虚极，痹而内成干血者，悉皆由伤而血瘀，由瘀而为干血也。假如阴之五官，伤在五味，饮食自倍，则食伤于脾。西方生燥，在脏为肺，在志为忧，忧患不止，则营涩卫除，故忧伤于肺。以酒为浆，以妄为常，女子脱血，醉入房中，则饮伤于肝。嗜欲无穷，精气弛坏，则房劳伤于肾。谷气不盈，上焦不行，下脘不通，胃热阴亏，则饥伤于胃。尊荣人有所劳倦，喘息汗出，其伤在营。若负重努力人亦伤于营，营气属心，故劳伤于心。诸伤而胃亦居其一者，以五脏

皆禀气于胃，为四时之病变，死生之要会，胃热液涸，则五脏绝阴气之源，而络痹血干愈速，故饥伤亦列于脏伤之间。其第七句，是总结诸伤皆伤其经络营卫之气也。细绎本文云：腹满不能食，肌肤甲错，面目黯黑。明是不能纳谷以通流营卫，则营卫凝泣，瘀积之血牢不可破，即有新生之血，亦不得畅茂条达，惟有日渐羸瘦而成内伤干血劳，其有不死者几希矣。仲景乃出佛心仙手，治以大黄䗪虫丸。君以大黄，从胃络中宣瘀润燥，佐以黄芩清肺卫，杏仁润心营，桃仁补肝虚，生地滋肾燥，干漆性急飞窜①，破脾胃关节之瘀血，虻虫性升入阳分破血，水蛭性下入阴分逐瘀，蛴螬去两胁下之坚血，䗪虫破坚通络行伤，却有神功，故方名标而出之，芍药、甘草扶脾胃，解药毒。缓中补虚者，缓，舒也、绰也，指方中宽舒润血之品而言也。故喻嘉言曰：可用琼玉膏补之，勿以黄芪、白术补中，失却宽舒胃气之义。

〔又〕大黄䗪虫丸

䗪虫二十枚，去足　　桃仁二十粒　　大黄三两

上三味末之，炼蜜和为丸，每以一丸，酒一升，煮一丸，取八合，频服之。新血下如豚肝。

---

① 干漆性急飞窜……失却宽舒胃气之义：此句行素堂本缺，今据介景楼本补。

《金匮》云：产妇腹痛，内有干血着脐下，用三味为方①。盖因瘀积未久，荣卫经络血亦未必固结，止以大黄、桃仁润其血之干，以䗪虫蠕动唼血之物行其瘀，便可奏捷，不必如五劳之用重剂也。

百劳丸

当归一钱　乳香一钱，去油　没药一钱，去油　虻虫十四个

人参二钱　大黄四钱　水蛭十四个　桃仁十四个，浸，去皮尖

上为细末，炼蜜为丸，梧桐子大，都作一服，可百丸，五更用百劳水下，取恶物为度，服白粥十日。百劳水即甘澜水，以杓扬百遍者也。

百劳丸，许州陈大夫流传，出自仲景方。治一切痨瘵积滞，未经药坏证者。细绎是方，无非气血并补，和营逐瘀，其缓中补虚之义，毫不相关，较之《金匮》原方，却逊一筹。惟用百劳水不助肾邪，以药留顿中宫，导去脾胃络之瘀血，使其纳谷，流通营卫，亦干血痨之良治。

禹余粮丸

蛇含石本草名蛇黄，大者三两，以新铁铫盛，入炭火中，烧蛇黄与铫子一般红，用钳取蛇黄倾入醋中，候冷取出，研极细　禹余粮石三两，状如牛黄，重重甲错，中有黄土，如蒲黄无沙者佳　钢针砂五

———————————

①　用三味为方：即《金匮要略·妇人产后病脉证并治》的下瘀血汤方。

两，入余粮一处，用米醋二升，就铫内煮令醋干为度，却就用铫子同二药入一秤炭火中，煅令通赤，钳出铫子倾药于净砖地上，候冷，研一二日极细

以上三物为主，其次量人虚实，入下项药。喻嘉言曰：治水多取转，推此方三物，既非大戟、甘遂、芫花之比，又有下项诸药扶持，故虚人老人亦可用。

羌活　川芎　京三棱炮　蓬莪术　白豆蔻　白蒺藜　陈皮　青皮　木香　大茴香炒　牛膝酒浸　当归酒浸一宿　干姜炮　熟附子炮　肉桂各五钱

上为末，入前药拌匀，以汤浸神曲，挼①去水，为糊和药，再杵极匀。丸如梧桐子大，食前温酒或白汤送下三十丸至五十丸。最忌盐，一毫不可入口，否则发疾愈甚。但试服药，即于小便内旋去，不动脏腑而能去病，日三服。兼用温和调补气血药助之，真神方也。

禹余粮丸用三物治肝脾胃之药为主者，以水病莫不本之于三脏也。蛇黄得蛇性之走窜灵异，能内走脏腑，外彻皮肤。禹余粮入阳明血分之重剂，同针砂醋制，即于胃中辟肝经客贼之气。佐之羌活、川芎以开鬼门，三棱、蓬术以洁净府，蒺藜、豆蔻、木香、茴香、陈皮、青皮去菀陈莝，理则然也。而诸品之药，犹为力绵不及，未能开辟重阴。经言三阴结谓之水，三阴，肺脾肾

---

① 挼（liè）：挤压。《北梦琐言》："命捣姜挼汁，折齿而灌之，由是方苏。"

寿
壶
济
世
千
秋
业

也。若肺之治节不行，脾之健运失常，肾之关门不利，则膀胱之水日益泛滥，占据肢体，重阴坚垒。设非姜、桂、附之大力斩关夺门，焉能重云见睍①而肿胀潜消耶！再使以当归、牛膝，导姜、桂、附下行入络，而奏驱阴功绩，更为劲捷。统论全方，不用逐水之药，不蹈重虚之戒，斯为神治也②。

小温中丸

白术二两　茯苓一两　陈皮一两　半夏汤泡，去皮脐，一两　甘草三钱　神曲炒，一两　香附忌烘晒，一两五钱　苦参炒，五钱　黄连炒，五钱　针砂醋炒红，研如飞面，一两五钱

上为末，醋水各一盏，打神曲糊为丸，如梧桐子大，每服七八十丸，白术六钱，陈皮一钱，生姜一片，煎汤吞下。虚甚加人参一钱，本方去黄连加厚朴半两，忌口。病轻者，服此丸六七两，小便长；甚者，服一斤，小便始长。

小温中丸，太阴气胀，土郁夺之之法也。《经脉篇》曰：太阴虚则臌胀。又曰：脾气实则腹胀。《至真要大论》曰：诸湿肿满③，皆属于脾；诸胀④腹大，皆

---

① 睍（xiàn）：视。

② 禹余粮丸用三物……斯为神治也：此段行素堂本缺，今据介景楼本补。

③ 满：原书作"病"，误，今据《黄帝内经素问·至真要大论》改。

④ 胀：原书作"肿"，误，今据《黄帝内经素问·至真要大论》改。

属于热。是诚以肿胀为湿热矣。虽然，热者胀病之末也，若胀病之始，未有不从寒而成热者。如《五常政大论》曰：西北方阴也，左寒而右凉，适寒凉者，腠理闭而胀，下之则胀已。岂非寒凉外袭，而六阳寓于坤土之中，内郁为热而成胀满，乃用土①郁下夺之法则胀已。丹溪深得经旨，另出手眼，而立下夺消胀之方。治以六君子扶脾胃之正气，神曲、香附一气一血，去菀陈莝，苦参、黄连导去湿热。重用针砂助脾去湿，抑肝邪客贼之气，以铁受太阳之气而阴气不交，性燥重坠，湿热之邪，劫而衰之，非必以行大便始为下夺也。再用白术、陈皮、生姜汤吞下，重于健脾也。若虚甚者，加人参、厚朴，去黄连，不失温中之义。

四神丸

甘枸杞子<small>拣红润者八两，煮酒一杯，清水一杯和匀，以枸杞子浸三时，漉出，晒干，分为四分。以二两用川花椒三钱拌，焙燥，拣去川花椒。以二两用小茴香三钱拌，焙燥，拣去茴香。以二两同黑芝麻四钱拌，焙燥，不拣去芝麻。以二两同方解青盐研末四钱，同焙燥，不拣去青盐。焙法：以绳挂铜盆，悬火三四寸，不住手将铜盆旋②转，焙至燥，要枸杞子仍是大红，焙焦则不灵，各研细</small>　黄菊花<small>去蒂，晒，一两五钱</small>　当归头<small>酒拌晒，九钱</small>　熟地黄<small>白水制，一两五钱</small>　茯苓<small>九钱</small>　女贞子<small>淘漂蒸至极黑，酒浸六时，布袋擦去皮，九钱</small>

---

① 土：介景楼本作"上"，误。

② 旋：两版本皆作"浴"，误，今据文义改。

目有赤脉者，加白蒺藜。

上为末，蜜丸，每服三钱，开水送下。

四神丸，奇方也。《本草纲目》言：枸杞子味甘气平，退虚热，补精髓，治目昏云翳。按孙思邈、王焘、西河女子所载服食之法，惟服枸杞子经岁不辍，能延年耐老，岂非奇用而有经神效乎？今名之曰四神者，借椒、茴之香以和阳，芝、盐之润以和阴，得乎四者制法之神耳。服之精髓生则火自退，阴液充则目自明。若服两经之药，分杀其势，则力有所不专。推原记者之心，惟恐泄真方之秘，故为混乱以炫人耳！然独用一味，后贤必以此为不全之方，余因删去背谬之药，复以相须相使之品，减其钱数，俾枸杞子得行专政，以建奇功，惟后贤临用，斟酌去就可也。

毓麟丸

木棉子取当年者，去壳，其仁白如糯米色者佳。每斤棉子用真秋石一两六钱，和水溶化，浸棉子十二时，漉出，晒干，再用陈煮酒浸片刻，入木甑内，砂锅上水蒸六时，晒干，再入酒浸片刻，蒸六时，晒干，如是者不计次。其仁制之内外如墨色者佳，二十四两，同后药修合　大熟地黄先用白水煮烂，每斤加砂仁四两，陈煮酒一斤，贮瓶中，隔汤煮三日，晒干，再蒸湿，得太阳之光多者为熟，十二两　枸杞子拣大红色者，分四分，依四制枸杞子丸制法，研末，仍是大红色者佳，八两　线鱼鳔用黄麻切，炒炭，拌入，炒成珠，六两　沙苑蒺藜六两　补骨脂胡桃肉拌蒸，盐酒同炒，二两四钱　柏子仁去油者，三两二

钱　当归酒洗，晒干，焙，三两二钱　生杜仲粉去皮切片，另磨
粉，筛去绵，三两二钱　生牛膝酒拌，晒干，三两二钱　楮实子酒
浸十二时，蒸六时，二两四钱　云茯苓五两　川萆薢酒浸晒，四两
麦门冬去心，四两　五味子二两四钱

上法制，共捣烂，远火焙干，磨为末，用羊内外肾
四件两副，盐酒拌，蒸烂捣膏，量加炼蜜为丸。每晨用
五钱，午后用三钱，临卧用五钱，陈酒送下。不用酒
者，淡盐汤送下。男妇皆服之无间。求子者得子，求寿
者益寿。若男有遗精、妇有带下者，去牛膝加覆盆子漂
去浮子，晒干，酒浸十二时，晒干，二两四钱。

精气神，命曰人。男女相媾，功在阴阳气交，交则
神合，合则化形，如露珠之一滴，升于丹鼎之上而为
孕，朱子所谓禀于有生之初，《悟真篇》所谓生身受气
于初者是也。种子之方，自古迄今，而欲寓合此意者，
亦甚难得。余观毓麟丸之药品，填补精髓，妙合阴阳，
却有至理存焉。木棉子花黄子白，壳青油赤，得五行之
正气，性温去湿，制黑功专入肾暖精。熟地黄色黑入
肾，枸杞子色赤入心，有水火既济之妙。鱼鳔暖少阴之
精，沙苑蒺藜暖少阳之精，俾脏腑所藏之精，刚柔相
摩，阴阳相荡，而精自生神。补骨脂能使命门与心包络
之火相通，柏子仁能使手厥阴与足厥阴之气并清。杜仲
补肝之气而利于用，当归助少阴之血而主于和。牛膝通
前阴之精道，楮实子通九窍之神灵。茯苓通肾经之阳，

草薢坚肾经之阴。麦冬清肺气，五味子摄肾气。古人用热药必清上焦之热，使热药不伤肺气。丸以羊肾血肉有情之品，俾能留恋五内，以成化育之功。

备急丸

巴豆_{去皮心膜，研如脂，出油，用霜}，一两　大黄一两　生干姜二两

上药各须精新，先捣大黄、干姜为末，研巴豆纳中，合治一千杵，用为散，蜜和丸亦佳，密器中贮之，莫令歇。以暖水苦酒服大豆许三四丸，或不下，捧头起灌令咽，须臾当瘥。如未瘥，更与三丸，当腹中鸣，即吐下便瘥。若口噤，亦须折齿灌之。

备，先具以待用也；急，及也，谓临事之迫也。《金匮》以备急丸救中恶客忤神昏口噤者，折齿灌之立苏，若临时制药则无及矣。巴豆辛热大毒，生用性急，开通水谷道路之闭塞，荡涤①五脏六腑之阴霾，与大黄性味相畏，若同用之，泻人反缓。妙在生大黄与生干姜同捣，监制其直下之性，则功专内通于心，外启胃之神明，协助心神归舍，却有拨乱反正之功。

控涎丹

白芥子　甘遂_{去心}　大戟_{去皮，各等分}

上为末，糊丸，每服五七丸至十丸，临卧姜汤服。

---

① 涤：两版本皆作"练"，误，今据文义改。

控，引也；涎，读作"羡"，湎①涎也，水流貌，引三焦之水湎涎流出于水道也。白芥子色白入肺而达上焦，甘遂色黄入脾而行中焦，大戟色黑入肾而走下焦。故白芥子走皮里膜外之水饮，甘遂决经隧之水饮，大戟逐脏腑之水饮。三者引经各异，湎涎于水道则同，故复之为方，当审证采用可也。

玉真丸

硫黄二两　硝石原方作一分，配硫四分之一也。《准绳》作一两，即焰硝　石膏煅通赤，研，一两　半夏洗，一两

上为细末，研匀，生姜汁糊丸，如梧桐子大，阴干，每服二十丸，姜汤或米饮下，更灸关元穴百壮。

玉真丸，治肾厥头痛之圣药也。头以配天，三阴三阳、五脏六腑之气皆会于此，故六淫七情之邪，皆可以为头痛。按《灵》、《素》论头痛二十余证，惟头痛巅疾下虚上实，过在足少阴巨阳，甚则入肾一证，最为危急。许白沙②谓肾厥头痛，其脉举之则弦，按之则石坚，以玉真丸治之。硫黄、硝石升阳至顶，有迅雷风烈这势；石膏、半夏达阴降逆，有通玄入冥之神。治头痛不以轻清散邪，而用霸术劫夺其邪者，以浊阴上逆，乱其清阳，壅遏经隧，头痛如擘，刻欲昏愦，岂容缓治图

---

① 湎（miǎn）：水流貌。

② 许白沙：许叔微，字知可，宋代医家，真州白沙（今江苏仪征）人，后称许白沙，见前注。

寿世济世千秋业

功！然欲出补天手，迅扫浊阴，非深入圣域者不能，白沙之后，惟东璧①能知之，乃曰硫黄与硝石同用，配合二炁②，调燮阴阳，有升降水火之功，治冷热缓急头痛，旨哉言乎！

紫金丹

信白砒五分　豆豉膏二钱，用水略润少时，以纸挹干，研膏

上用膏子和砒同杵极匀，丸如麻子大，每服五丸至十丸，用腊茶清极冷吞下，临卧服，以知为度。

信，白砒，有大毒，须煅炼得法，庶不伤人。凡白砒一钱，用石膏一两同研匀，贮熔银罐中，勿盖，阳煅通赤，俟其烟尽，飞去砒毒，仅取石膏，得白砒之性，复借豆豉挫砒毒之余威，兼领石膏中砒性上升，迅扫肺经痼积之沉寒，不使少留，一如太空廓清，疾返冲和气象，其愈痼之功，莫有过于此者。又按《必效方③》治痰积齁喘，遇阴气触发，用砒与白矾为丸，冷茶送下，高枕仰卧即愈。治法虽同，而砒与矾能烂人肉，不及《本事方④》佳。

----

① 东璧：李时珍，字东璧，号濒湖，湖北蕲春人，明代杰出的药学家，著《本草纲目》，收载1892种药物，名誉全球，另著《濒湖脉学》《奇经八脉考》等书，而《五脏图论》《命门考》，亡佚。

② 炁（qì）：古"气"字。

③ 必效方：宋代释文宥（号圆通大智禅师）撰，已佚。

④ 本事方：《普济本事方》之简称，见前注。

惊气丸

白花蛇肉_{去头尾，一尺及骨五钱}　干蝎_{一钱二分}　白附子①_{五钱}　白僵蚕_{五钱}　麻黄_{五钱}　天麻_{煨，五钱}　橘红_{五钱}　紫苏子_{一两}　天南星_{洗浸，切薄片，姜汁浸一夕，五钱}　朱砂_{一钱二分，留半为衣}

上为末，入研脑、麝少许，同研极匀，炼蜜拌丸，如龙眼大，每服一粒，金银花薄荷汤化下，温酒亦可。

《本事方》论云：惊忧积气，心受风邪，发则牙关紧急，涎潮昏塞，醒则精神若痴，俗呼为心风癫疾也。《素问》云：病癫疾为母腹中受惊所致。则本文云：心受风邪，由惊忧积气，与经旨合辙。惊则伤肝，忧则伤肺，清肃之令不行，则木火化风，外充斥于阳明之筋脉，循人迎，环口颊，斯筋脉牵引，卒口噤。内搏激肺胃之津液，斯涎沫上涌，溢于口角，而神明昏乱。总是内风煽动，与痰迷昏塞，迥隔天渊，故立方以治风为首务。《经》言：风者善行而数变。君以花蛇，亦善行而去风，佐以干蝎，搜风更捷，白附子行药势散阴脏之风。佐以白僵蚕得清化之气，散肌表之风。麻黄、天麻入营透表泄风。第人之内风，无不从积气以化，故治气亦不可废。橘红、天南星、苏子入营下气，佐以脑、麝，助诸药开泄上下，升降诸气。妙在不治惊而治风，

---

① 白附子：《本事方》作"附子"。

不治痰而治气，较之世医治心风妄捏惊痰，轻施镇坠，勾引风邪，沉潜内脏，其祸宁有底止！许学士曰：此予家秘方也。信哉！

麋茸丸

麋茸一两，治如鹿茸　　菟丝子一两，生取末　　舶茴香五钱

上为末，以羊肾四只，酒煮烂，去膜，研如泥，和丸如梧桐子大，阴干如肾膏，少加酒糊丸佐①之，每服三五埂丸，温酒送，盐汤亦可。

少阴寒湿腰痛，不用干姜、肉桂、白术、附子，而用麋茸、羊肾，足征②许学士之深心，善于护阳者也。盖肾为水脏，湿为阴邪，寒湿踞于水脏，真阳陷没，而生气内绝。《难经》云：腰者肾之府，转摇不能，肾将惫矣。是则亡阳之机已露，岂可治不经心，辄用刚燥壮火之剂，摧锋陷阵。殊不思《阴阳应象大论》所谓壮火食气，少火生气之说乎！故必以血肉有情、冲和纯粹之品，恋住真阳，潜驱寒湿。麋茸通脉中之阴，羊肾壮肾中之阳，生菟丝子升发肾中之阳气，舶茴香散肾中之寒湿，治湿不用燥剂，则不伤肾阴，俾真阳旺而邪自退，斯为正治之良图。

姜桂汤附

老生姜汁三钱，冲　　肉桂二钱四分，去皮　　人参三钱　　当

---

① 佐：两版本皆缺，今据《本事方》补。

② 征：介景楼本作"微"，误。

归二钱四分　南枣三枚

上水二钟，煎八分，冲入姜汁，分三服，随时服。

伤寒脏结证，舌上白苔滑者难治，戒之不可攻，而《舌鉴[①]》论白苔十九证，皆用汗下辛热之法。余阅历多年，未有能治之者。戊午岁，少阴君火，太乙天符，自春徂秋，民病毋论三因，舌苔白者居多，有白滑、白屑、白粉之异。原其义即《至真要大论》热胜寒复，火胜水复，热极反兼胜己之化也。用炮姜、附子则白苔厚而液燥，用芩、连则手足冷而阳脱。余寻思舌为心之外候，其色当赤，白为肺之色，反加心火之上，是侮其所胜，显系寒邪入肺，郁蒸见于舌，是卫实营虚。乃以大剂生姜汁泄卫，肉桂通营，佐以人参、当归、南枣助营卫之正气，服之皆应手而愈，名之曰姜桂汤，宗仲景心营肺卫立方也。

① 舌鉴：即《伤寒舌鉴》，清・张登撰，一卷，舌苔120图。

下　卷

女　科

四物汤

生地_{三两}　当归_{三两，酒洗}　芎藭_{一两五钱}　芍药_{二两}

上咬咀，每服四钱，水二盏，煎八分，去滓，温服。

四物汤，物、类也，四者相类，而仍各具一性，各建一功，并行不悖。川芎、当归入少阳主升，芍药、地黄入厥阴主降。芎藭郁者达之，当归虚者补之，芍药实者泻之，地黄急者缓之，能使肝胆血调，阴阳气畅，故为妇人专剂。

逍遥散

柴胡_{一钱}　当归_{一钱}　白芍_{一钱}　甘草_{五分}　白术_{一钱}
茯苓_{一钱}

上水二钟，加煨姜一片，薄荷五分，煎八分，食远温服。薛立斋①加丹皮一钱，山栀子炒黑一钱。

---

① 薛立斋：薛己，字新甫，号立斋，江苏吴县人，明代医家，任御医及太医院使，著《薛氏医案二十四种》（收入《内科摘要》《校注外科精要》《校注妇人良方》《校注钱氏小儿药证直诀》《口齿类要》《本草约言》十余种）。

逍遥，《说文①》与"消摇"通，《庄子·逍遥游②》注云：如阳动冰消，虽耗不竭其本，舟行水摇，虽动不伤其内。譬之于医，消散其气郁，摇动其血郁，皆无伤乎正气也。盖郁为情志之病，丹溪虽论六郁，然思忧怒致郁者多，思则气结于心伤于脾，忧则神志不遂，精气消索，心脾日以耗损，含怒未发，肝气内郁，乘胜于脾。治以柴胡，肝欲散也，佐以甘草，肝苦急也，当归以辛补之，白芍以酸泻之。治以白术、茯苓，脾苦湿也，佐以甘草，脾欲缓，用苦泻之、甘补之也。治以白芍，心苦缓，以酸收之，佐以甘草，心欲软，治以甘泻之也。加薄荷、生姜入煎即滤，统取辛香散郁也。薛立斋加山栀子清气分郁火，牡丹皮泻血分郁热，其理甚通，宜遵之。

旋覆花汤

旋覆花_{三两}　葱_{十四茎}　新绛_{尺许}

上三味，以水三升，煮取一升，顿服。

旋覆花汤，通剂也。治半产漏下，乃通因通用法。

---

① 说文：《说文解字》之简称，东汉许慎撰，文字学书，十四卷，收字9353，重文1163，分列540部，是我国第一部系统的分析字形和考究字原的字书，也是世界最古的字书之一

② 庄子·逍遥游：庄子，名周，宋国蒙人，战国时哲学家，强调事物的自生自化，否认有神的主宰，其思想有朴素辩证法，但有宿命论，著作有《庄子》，共52篇，留下保存32篇，逍遥游是其中一篇。

吴
壶
济
世
千
秋
业

仲景云：妇人三十六病，千变万端，无不因虚、积冷、结气三者而成。故用旋覆花散结气，通血脉；全用葱之青白，开积冷，安胎气；佐以茧丝补脾气。绛乃红蓝花染就，并得乌梅、黄柏之监制，则通血脉之中，仍有收摄之妙。余因其义，采用新绛和血，青葱管利气，再复理气血之品，配合成方，移治郁结伤中，胸胁疼痛等证，屡有殊功，并识①之。

甘草小麦大枣汤

甘草三两　小麦一升　大枣一枚

上三味，以水六升，煮取三升，温分三服。

小麦，苦谷也。《经》言心病宜食麦者，以苦补之也。心系急则悲，甘草、大枣甘以缓其急也，缓急则云泻心，然立方之义，苦生甘是生法，而非制法，故仍属补心。

定岩散

䨲鼠粪三钱，两头尖　土楝实三钱，经霜有核者佳，不用川楝
露蜂房三钱

上煅存性，各取净末三钱，和匀，每服三钱，酒下，间两日一服。

定，止也，溃岩服之，痛定而烂止也。䨲鼠粪性主走阴，专入厥阴血分，通经下乳。楝实用土者，取其微

---

① 识：介景楼本作"志"，互参。

苦力薄，走中焦乳间泄热，不似川楝力厚，直行下焦。露蜂房入阳明经，驱肝经风毒犯胃，有收敛之性。凡外疡之毒根在脏腑者，非此不愈。故乳岩溃烂经年，仅存内膜者，服之痛止脓干，收敛合口①。此方传自江西，允称神异。

安胎饮子

建莲子去心，三钱　台州青苎三钱，洗去胶　白糯米三钱

上用水一钟，煎五分，每日清晨服。自怀妊两月服起，至六个月，无堕胎之虞。

小产，由于房劳伤损足三阴，肾伤则精气不固，肝伤则血热妄行，脾伤则胎元自堕。建莲子清君相之火，而能固涩真气；台州青苎利小便而通子户，清淫欲之瘀热；糯米补益脾阴，能实阳明空窍，使肝气不妄动，而胎气自安。以五谷果实为方，诚为王道之剂。

达生散

人参一钱　白术一钱，炒　甘草二钱，炙　广陈皮一钱当归一钱　白芍一钱，酒炒　大腹皮三钱，洗　紫苏一钱　青葱五叶　黄杨嫩头七个

上水二钟，煎八分，随时服。

《葩经②》注云：达，小羊也。羊子易生，无留难

---

① 合口：介景楼本作"口合"，互参。

② 葩经：即《诗经》，因韩愈《进学解》："《诗》正而葩"而称。

吴壶济世千秋业

也。昔湖阳公主体肥难产，方士进瘦胎饮有验，后人因之变方甚多。然于药品中和，肥瘦之体皆可服者，莫若丹溪制此方。人参、白术、炙甘草补正气，陈皮、腹皮疏气中之滞，当归、白芍调营血，紫苏、青葱通血中之壅。补泻合宜，气血条畅，自无难产之患。加黄杨嫩头，其树闰年不长，取其知止，催其产也。

《千金》神造汤

蟹爪一升　生甘草二尺　阿胶三两

上煎药作东向灶炊，以苇薪煮之，东流水一斗，煮至二升，滤去滓，入真阿胶令烊，顿服，或分二服。若人昏不能服者，灌入即活。

神造者，制方之妙，一若神仙所作者也。蟹爪尖专下死胎，甘草奠安中气，不使尸气上乘，阿胶滑利前阴。分两用一、二、三者，取数之顺。衡以升尺戥者，取器之动。灶向东者，取生气。炊以苇薪者，取轻脱。若双胎一死一生者，蟹爪又安生胎，阿胶专于育神，甘草培植生气，服之令死者出，生者安，真神品也。

补脬饮

生黄丝绢一尺，剪碎　白牡丹皮根木　白及各一钱

上水一碗，煮至绢烂如饧，空心服，咽时不得作声。

脬，妇之膀胱也。临产为稳婆①伤破，小水淋漓无

---

① 稳婆：古代接生员之统称。

度，观其补法，有不可思议之妙。生丝造者曰白绢，色黄者入血，牡丹皮连木者入里，色白者走气。二者皆能泻膀胱之火，引清气以达外窍。白及性黏，功专收涩，能补五内之破损。咽之无声乃有效者，盖声出于五脏，有声则五脏之气动而来迎，无声则五脏之气静而宁谧①。所饵之药，不由五脏分布入肺，竟从胃口、阑门泌别清浊之处，由脂膜之络，渗于膀胱之外膜，使白及得以护外而为固也。《本草》载台州大辟②，剖出肺伤之处，皆白及所补，信有是夫。

女科丸方

乌鲗骨丸

乌鲗鱼骨③四分　茹蘆一分

上以雀卵为丸，如绿豆，以五丸为后饭，饮以鲍鱼汁。

乌鲗骨丸，皆血肉之品。盖血枯气去，苟非有情之物，焉能留恋气血，而使之生长！乌鲗鱼骨咸温下行，性涩去脱，久服令人有子，可知其固气益精之功矣。茹

---

①　宁谧：介景楼本作"不讳"，互参。

②　大辟：中国古代五刑之一，商、周、春秋、战国时期死刑通称。

③　乌鲗鱼骨：行素堂本作"海螵蛸"，互参。今称"乌贼鱼骨"。下同，不再注。

绛雪园古方选注

蒀咸酸入肝，活血通经，疏气行伤。丸如雀卵，壮阳益血。药后即饭，复饮鲍鱼汁，压其药性下行，利肠续绝。每用五丸者，《经》言：脱血入房肝伤，由于中气竭，故欲其留顿中宫，仍从脾胃转输于下也。

按《素问》用菌茹，《农经①》言有毒，蚀恶肉，排脓血。茹蒀无毒，亦能通经脉，治六极伤，产后血晕，去淤排脓。揆②度二者之用，莫辨孰是。但菌茹今人有名未用，茹蒀即茜草，药肆易得，且与病情亦相合，姑从茹蒀注释，惟后贤详审。

聚精丸附内科方

黄鱼鳔一斤，切碎，蛤粉炒　沙苑蒺藜③八两，马乳浸，隔汤蒸一炷香

上为末，炼蜜丸，每服八十丸，白汤下。

震，一索而得长男，长男，盛阳也。震始于寅，在人属少阳，初关精气，动念在兹，有勇猛精进之体用齐乎。巽阴相见乎，离得虚灵不昧之性，自然得子成男。若少阳男人，头小面长，目大无须，爪枯胫细，平素胆精不足，不能会合肾精者，其何以有子，宜服聚精丸积精全神。积精者，肾藏精三合，胆藏精三合，两精摩荡

---

① 农经：即《农政全书》，明·徐光启撰，六十卷，分农本、农事、水利、农器、田制、桑蚕、种植等十二门。

② 揆：原书作"暌"，误，今从文义改。

③ 沙苑蒺藜：行素堂本作"沙苑子"，系别名。下同，不再注。

而生神也。黄鱼鳔甘咸入少阴，和血固精；沙苑蒺藜辛甘入少阳，利窍益精。俾精聚气全，使内之时，女妻有震巇①喜悦之象，则知巽阴洁齐而得孕矣。

加味香附丸

金华香附一斤，四两煮酒浸两宿，捣碎焙干，磨为末；四两米醋浸，同上法；四两童便浸，同上法；四两用炒山栀子四两，煎浓汁，去滓，入香附浸，同上法　海螵蛸六两，捣稍碎，炒　当归四两，酒洗　川芎三两　白芍四两，酒炒　怀熟地黄八两，捣膏，焙干

上为末，用浮小麦粉、酒、醋、水打糊为丸，如绿豆大，每日早晚服两次。忌食莱菔及牛肉、生冷。

震，阳也，其动也厉；巽，阴也，其正也贞。巽阴从阳，非泛从也，阴不失柔顺从容中正之道，乃能洁齐乎阳。若女子经水不调，赤白带下，腹寒胞闭，梦与鬼交，有绝产十二症者，半属奇经，半属肝虚，即不能从阳得子，宜服香附丸。以四物和肝之阴阳，海螵蛸治使内肝伤，泽兰叶调病伤八脉，任通冲盛，精气溢泻，自能有子。

坎炁丹附内科方

坎炁②二十四条，男者良　人乳粉二两四钱　熟地黄八两，砂仁一两五钱，陈煮酒八两制，久晒者良　人参二两　枸杞子四两

上法制烘燥，入磨为末，用酒酿四两，白蜜四两，

---

① 巇（xī）：裂缝。《西山遊记》："山半古木，从石巇出"。

② 坎炁：脐带之别名，初生婴儿的脐带。

同炼捣为丸，每服五钱，清米饮汤送。

坎，再索而得中男，在人为肾中之阳，阳陷乎中，得子非易。若少阴男人，耳薄鼻尖，毛悴精寒者，尤难种子。《易》曰：有孚维心，亨行有尚，必得少女之心；有孚于夫，刚中得正，孕虽险亦可求而得男，承上文说言乎兑之义。《易》曰：劳乎坎者，肾虽为作强之官，阳陷而险，更当慰劳肾中之阳，乃能刚中而不失其孚，宜服坎炁丹。坎炁、人乳补先天之正气，熟地黄、人参、枸杞子填补足三阴经，丸以酒酿、白蜜酝酿之品，而成化育之功。

斑龙丸方见内科丸方中

艮，三索而得少男，得其所止之阳也。《象》曰：艮其限阳极于上，不能退听于阴，索而不有其身矣。男子八八，天数已极，不得其子，亦止所当止，无为之时也。然阴阳处过极之候，必变而后得，如从震而变大过，曰枯杨生梯，老夫得其女妻，从艮而变损，曰山泽通气。《易》曰：艮，其背阳气止于背，而不能变，当从兑以悦之也。男服斑龙丸通督脉之阴阳，补玉堂关下之穴，以救尾闾沧海之竭，犹藉女妻有孚，庶可索而得男，当服吉祥丸，启子宫生气，则从兑而变悦也，

疏肝清胃丸

夏枯草　蒲公英　金银花　漏芦　橘叶　甘菊　鼷鼠粪　紫花地丁　贝母　连翘　白芷　山慈菇　瓜蒌实

炙甘草　广陈皮　茜根　乳香　没药

上法制，等分为末，另用夏枯草煎膏为丸，每服五钱，开水送。

乳岩发于乳中，按《胃经循乳穴歌》云：乳中正在乳头心，次有乳根出乳下。又《肝经循乳穴歌》云：循本经之章门，至期门之所，挟胃属肝。故前贤皆以忧思郁怒，积气于肝胃两经，而成乳岩。第方书治法虽多，不失之峻补，则失之峻攻，惟仲醇①制疏肝清胃丸，虽平淡无奇，却有深中肯綮之妙。夏枯草入厥阴，解郁热，散结气。蒲公英一名黄花地丁，入阳明，散热毒，消痈肿。二味为君。金银花入阳明，散热消乳肿，甘菊清风热、益肝阴，鼠粪入阴解热，紫花地丁透乳消肿，茜根行血通经，贝母开郁结，消乳痈。凡此六者，皆入肝经。连翘清客热、消肿毒，白芷散血热、攻乳癖，山慈菇攻毒散结，瓜蒌实降火涤痰，甘草和胃消痈，陈皮和胃破结。凡此六者，皆入胃经。共十二味为佐。乳香活血，没药散血，皆能止痛消肿，二味为使。再复以夏枯草煎膏为丸者，其义重在通阳化阴，流通血脉，乳癖自散。实遵《经》言肝欲散、胃喜通之旨。较之世人以乳痈为实，乳岩为虚，泥于参、术以滞其气

---

① 仲醇：缪希雍，字仲淳（又作仲醇），号慕台，江苏常熟人，明代医家，著《神农本草经疏》《先醒斋医学广笔记》《本草单方》等书。

吴壶济世千秋业

者，其用意远矣。

椿皮丸

椿根白皮_{一两五钱}　白芍药_{五钱}　高良姜_{炒成灰，三钱}
黄柏_{炒成灰，二钱}

上为末，粥浆丸，每服三五十丸，空心米饮下。

椿皮丸，治瘦人带下，热胜于湿，又弱而不禁攻者。瘦人多血热，故以椿皮苦涩入血，清热胜湿以止带。瘦人多阴弱，故以白芍酸寒收阴气以约带。瘦人多中虚，故以高良姜入胃和阳，截生湿之源头。瘦人多阴火，故以黄柏入肾坚阴，固带下之去路。然以高良姜、黄柏炒灰，则成不寒不热，仅存固涩收脱之性，助椿皮以建功。

白蔹丸

白蔹_{八两}　狗脊_{剗①去毛，一两}　鹿茸_{酒蒸焙，二两}

上为细末，用艾煎醋汁打糯米糊丸，如梧桐子大，每服五十丸，空心温酒送下。

室女冲、任虚寒，及嫁，房劳带下，阴中肿痛，阳虚之体，而得火证，当以白蔹杀火消肿为要，故名白蔹丸。佐以狗脊疗伤中，通关节，仍主以鹿茸保护督脉之阳，以安冲任，固本治标，功称媲美。

固阳丸_{新制}

黄芪_{酒炒，三两}　当归_{酒净，三两}　干姜_{一两六钱}　赤石

---

① 剗（qiǎn）：切割。

脂—两二钱，泥罐中赤，研水飞　舶茴香八钱　白龙骨煅，捶碎，绢袋盛大豆同蒸干，豆熟出，取焙干，研水飞，一两二钱　阳起石用干锅于大火中煅，令通红，取出酒淬，置阴地，令干，研，水飞，一两二钱　肉桂八钱　韭菜子酒浸，曝干，微炒，一两六钱　茯苓三两　黄盐炒，三钱

上法制为末，酒糊丸，每服五十丸，温酒下。

治带诸方，燥湿清热者居多。若夫久旷失志，心阳内耗而命门失守，或内劳无度，液脱阳离而命门不禁，博采古方，治此二证者，药品冗杂，一无成法可遵，余因制此方，以固未散之真阳。黄芪、茯苓通阳明之气道，引领阳起石升发诸阳，干姜、赤石脂堵截阳明之津液，不使其顺流于前阴，当归、肉桂、茴香升少阳之气，以约在下之津液，韭菜子去淫欲之火，白龙骨固心肾之气，约以黄盐，使热药归下，成固摄之功。

兔脑丸

母丁香六粒　明乳香去油，六分　麝香六厘

上为细末，选八月、腊月天医日修合，临时活劈兔脑为丸六粒，朱砂为衣，阴干，蜡丸收藏。产妇临盆腰痛，儿不能下，温汤囫囵咽下，其儿立产。男左女右，手握药出①。兔用小者，老则不验，死者亦不验。修合时②，忌见鸡犬、经行妇人、孝服及诸厌物。

---

① 男左女右，手握药出：行素堂本无，介景楼本有，疑为衍文。

② 修合时……诸厌物：介景楼本缺，今据行素堂本补。

兔脑丸，四味单用，皆能催生，非特复用为方也。兔性善走，用其脑者，神在精髓也。盖孕环之兔，初怀左腋，百年之后，环归于脑，便能隐形，可征其脑为神之居也。丁香入营通气，乳香入营活血。麝香为脐之液，走窜下通玄窍；兔脑为肾之髓，寒利专主滑胎。二者皆有情之品，儿感其气，自然下生，一如水火济而道成，阴阳和而雨降也。一方有用鼠卵者，其走窜入肾之功，与兔脑同。然用兔脑不免伤生，鼠取其外肾，以油线缝之，放去犹活，其功德较胜。且鼠肾之上有符篆朱文，人佩于身，能令见者欢悦，所求如意，谅婴儿得之，亦必生欢喜心也，《颐真堂经验方①》分两丸数各用三十六，以坎为六，坤之成数也，其理颇通，故并赘之。

《千金》吉祥丸 应在斑龙丸后

天麻煨，一两　芎䓖一两　桂心一两　桃仁一百枚　牡丹皮一两　桃花瓣一两　柳絮一两　白术一两　熟地黄一两　菟丝子一升　覆盆子一升　五味子去子，一两　茯苓一两　楮实子一升

上为末，蜜丸如豆大，每服五丸，空心苦酒下，日三服。

吉祥者，《诗》言吉梦熊罴，男子之祥也。妇人血积胞门，或寒凝子宫，致任脉不荣，积年不孕，断绪绝

① 颐真堂经验方：杨氏（阙名）著，亡佚。

产。阅古方用荡胞汤做导药，而闺中弱质，奚堪当芒硝、大黄、虻虫、水蛭猛烈之品！是方君以天麻者，以其有游子十二环围于外，结于透虚入茎中，潜生土内；复芎䓖下行血海，治血闭无子。李杲曰：女子肝虚不足，宜天麻、芎䓖以补之也。臣以桂心，通子宫破瘀；桃仁、丹皮补肝活血；桃花轻薄，柳絮颠狂，功皆下行走泄，其性可以辟除秽恶，其情足以感发春心。佐以白术、地黄，补脾肾之正气。再使以菟丝子、覆盆子、五味子，皆蔓延多子之品，茯苓入阳通气，楮实子入阴通神，俾使内之时，精气神混合一气，自然一举而得子矣。方之取义甚佳，用亦屡验。

回生丹

大黑豆三升，用水浸取壳，用绢袋盛壳，同豆煮熟，去豆不用，将壳晒干，其汁留用　红花三两，炒黄色，入好酒四碗，煎三五滚，去渣，存汁听用　米醋九斤，陈者佳　大黄一斤，为末　苏木三两，打碎，用河水五碗，煎汁三碗，听用

上将大黄末一斤，入净锅，下米醋三斤，文火熬之，以长木筯不住手搅之，成膏，再加醋三斤熬之，又加醋三斤，次第加毕，然后下黑豆汁三碗，再熬，次下苏木汁，次下红花汁，熬成大黄膏，取入瓦盆盛之，大黄锅焦亦铲下，入后药同磨：

人参二两　当归一两　川芎一两，酒洗　香附一两，醋炒
延胡索一两，醋炒　苍术一两，米泔浸，炒　蒲黄一两，隔纸炒

茯苓一两　桃仁一两，去皮尖油　川牛膝五钱，酒洗　甘草炙，五钱　地榆五钱，酒洗　川羌活五钱　广橘红五钱　白芍五钱，酒炒　木瓜三钱　青皮三钱，去穰炒　白术三钱，米泔浸，炒　乌药二两半，去皮　良姜四钱　木香四钱　乳香二钱①　没药二钱　益母草二两　马鞭草五钱　秋葵子三钱　熟地一两，酒蒸，如法制就　三棱五钱，醋浸透，纸裹煨　五灵脂五钱，醋煮化，焙干研细　山茱萸肉五钱，酒浸蒸，捣烂入药，晒

　　上三十味，并前黑豆壳共晒干为末，入石臼内，下大黄膏，匀，再下炼熟蜜一斤，共捣千槌，取起为丸。每丸重二钱七分，静室阴干，须二十余日，不可日晒，不可火烘，干后止重二钱有零，熔蜡护之，所谓蜡丸也，用时去蜡壳调服。

　　回生丹②，催难产，破血晕，却有神功。难产皆由气滞不宣，血晕每多恶露瘀塞，下气行血，均为要法。大黄下气涤垢，黑豆逐水破结，红花活中焦之血，苏木破下焦之血，均用醋制，监制入血，不欲其伤气也。马鞭草、秋葵子入奇经，通经催生，蒲黄、五灵脂消瘀，下胞衣，乳香、没药疗难损伤，乌药、木香除腹中气分冷痛，良姜、香附解腹中血分冷痛，牛膝、桃仁、地榆、三棱、延胡皆取其破血下行。佐以四君、四物填补

吳壺濟世千秋業

①　二钱：介景楼本作"一钱"。
②　回生丹……因选之：行素堂本缺，今据介景楼本补。

正气，以苍术、羌活宣通卫气，以青皮、木瓜、橘红㕱安营气，益母为生血之品，山萸为破结兴阳，能扶少阳之生气。是方虽漫无纲纪，然其群集催生逐瘀之药，仍有相须之妙。已扼坐草四五日，治法之要，因选之。

外　科

薏苡附子败酱散

薏苡仁十分　败酱五分　附子二分

上三味，杵为末，取方寸匕，以水二升，煎减半，顿服，小便当下。

小肠痈，仲景详言腹无积聚，昭然是气结而成，奈诸家以方中附子为据，纷纷注释是小肠寒冷凝结成痈，抑何荒谬若此，余因悬内照之鉴以明之。盖心气抑郁不舒，则气结于小肠之头，阻传导之去路，而为痈肿，即《内经》所谓脏不容邪，则还之于腑也。故仲景重用薏苡开通心气，荣养心境，佐以败酱化脓为水，使以附子一开手太阳小肠之结，一化足太阳膀胱之气，务令所化之毒，仍从水道而出。精微之奥，岂庸浅者所能推测耶！

大黄牡丹汤

大黄四两　芒硝三合　牡丹皮　桃仁五十个　瓜子半升，当是甜瓜子

上五味，以水六升，煮取一升，去滓，纳芒硝，再

是壶济世千秋业

煎沸，顿服之。有脓当下，如无脓，当下血。

《金匮》上章用附子，后人硬派小肠痈是寒结，此汤用大黄、芒硝，又妄派大肠痈是热结，斯诚未足议也。然以医司生命，又不得不重言以明之。夫肺与大肠为表里，大肠痈者，肺气下结于大肠之头，其道远于上，其位近于上。治在下者，因而夺之也，故重用大黄、芒硝开大肠之结，桃仁、牡丹皮下将败之血。至于清肺润肠，不过瓜子一味而已。服之当下血，下未化脓之血也。若脓已成，形肉已坏，又当先用排脓散及汤，故原文云：脓已成，不可下也。

排脓散

枳实十六枚　芍药六分　桔梗二分

上三味，杵为散，取鸡子黄一枚，以药散与鸡子黄相等，揉和令相得，饮和服之，日一服。芍药用赤①。

排脓汤

甘草二两　桔梗三两　生姜一两　大枣十枚

上四味，以水三升，煮取一升，温服五合，日再服。

排，斥也；脓，血肉所化也。前方枳实、赤芍佐以桔梗，直从大肠泄气破血，斥逐其脓。后方甘草、桔梗、生姜、大枣，仍从上焦开提肺气，调和营卫，俾气行而脓自下。审证用方，学者出自心裁。

---

① 芍药用末：介景楼本无。

茄蒂汤

鲜茄蒂七个　何首乌量疔轻重等分

水二钟，煎八分，一服出脓，再服收口。

对口疔生于哑门空处，或由湿毒上壅，或由肾虚火炽，患者每多溃不收口，或烂延缠颈，甚至不救，是殆督脉之阳气泄也。鲜茄蒂味甘寒，缓火毒，散恶血，能收束头颈之疔口。鲜何首乌味苦涩，疡科名红内消，亦取其收敛精气。仲淳力赞是方深得消毒收口之秘。

真人活命饮

白芷一钱　防风七分　陈皮一钱五分　皂角刺五分　穿山甲三片，切，蛤粉炒　土贝母一钱　天花粉一钱　当归尾一钱五分　赤芍一钱　乳香一钱，去油　没药五分，去油　金银花三钱　甘草节一钱，在背角刺为君，在腹白芷为君，在胸加蒌仁，在四肢银花为君

上酒、水各半，煎数十沸，即服。

疡科之方最繁，初无深义，难以类选，兹取其通用者绎之。如活命饮，行卫消肿，和营止痛是其纲领也。《经》言：卫①气不从，逆于肉理，乃生痈肿。故用白芷入阳明，通肌肉之闭以透表；陈皮芳香，利脾胃之气以疏经中之滞；防风卑贱性柔，随所引而入，以泄营中之壅遏。角刺性锐，能达毒处；穿山甲性坚，善走攻

---

① 卫：介景楼本作"营"。

坚。天花粉、土贝母消肿，当归尾、赤芍活络。乳香、没药护心昏神，使人不知痛。甘草、银花解热散毒。治肿毒之法毕备矣，故疡科推为首方。

柴胡连翘汤

柴胡五钱　连翘五钱　瞿麦穗六钱　牛蒡子①二钱　生地黄三钱　当归一钱五分　黄芩五钱，炒　知母五钱，酒炒　黄柏三钱，酒炒　甘草三钱，炙　中桂三分

上剉如麻豆大，每服五钱，水二大盏，煎至一盏，去渣，稍热，食后服。

柴胡连翘汤，和剂也。马刀挟瘿，邪走手足少阳经而来，结于耳下，治以柴胡散少阳之结气，连翘散外疡之血结气聚；瞿麦穗决上焦之壅肿，牛蒡子消上焦之热肿；生地黄、当归和手足少阳之血脉，黄芩、知柏解三焦之郁热；炙甘草调和寒热之剂，微加中桂者，马刀坚硬，用以消皮肤浮冻之气也。

痘疹科

按痘喜流通气血，清凉攻毒，此常法也。若补益辛热，处其变也。余所选痘科方，补益居多者，以常法人咸知人，故议其变耳。

---

① 牛蒡子：介景楼本作"鼠粘子"，系别名。下同，不再注。

清凉攻毒散

石膏_{三钱至一两}　黄连_{一钱至三钱}　牛蒡子_{一钱五分}　荆芥穗_{四分}　青皮_{七分}　细木通_{四分}　犀角_{磨汁，三分}　生地_{五钱至一两}　红花_{四分}　牡丹皮_{一钱}　地丁_{一钱}　加灯草_{一分}

即泻黄散，毒重者加大黄。

上㕮咀，水二钟，煎八分，去滓，温服。

石膏味辛性寒，痘中每用两许以及数两，更有始终不彻用及数斤者，然必确系肺经火毒。壮火食气，气失其运，火邪妄行空窍，郁遏处则冷，冲突处则热，飞殃脏腑，种种恶候。如火邪烁肺，则鼻煤衄血，咽痛声哑；淫于大肠，则暴泻如注；逆传于心，则烦躁颠狂，弄舌黑刺；移于小肠，则溺膏溲血；肆虐于脾，则唇裂肌燥，目胞红肿；淫于胃，则消渴饮冷，口秽喷人；顺乘于肝，则液沸泪热；乘于胆，则泪血；返于肾，非但洒墨涂朱，迸裂泡涌，空窍失血，神昏躁乱。煎熬及此，则亦无脏不销，无腑不燥矣。自宜急用大剂石膏，泻气分之火毒，佐以牛蒡、荆芥、黄连、青皮、木通、灯心草清热散火以起胀，犀角、生地黄、红花、地丁、牡丹皮凉血攻毒以行浆。服石膏之后，服泻用之而反实，血滞用之而色红活，气伏用之而精神焕发，斯为至当。苟非气分火毒，妄用大剂石膏，必有亡阳恶寒之祸。

紫草承气汤

大黄_{四两}　厚朴_{二两}　枳实_{一两}　紫草_{一两}

上㕮咀，为粗末，每服五钱，水半盏，煎二三分，温服，以利为度。如未利，加芒硝一字。

紫草承气汤，大黄功专荡涤，为斩关夺门之将，痘科用之，盖为毒滞脾经而设。痘从命门出诸太阳经，逆上至脾俞，毒气太盛，即从脾经肆虐，若迅雷之不及掩，初起板而不松，紫而干滞，粒粒顶陷，叫哭抽掣，烦乱昏愦，此毒伏血中，不能载毒而出，转输各脏之俞。急急重用大黄，破脾经之实，泻血中之滞。复以紫草内通血脉，外达皮毛。洞泻者用之而反实，不食者用之而胃气开，有泻至数度而精神不减，有用至斤许而肌肉始松。然必是脾经毒壅者，方为至当。若毒闷命门不发，或转输肝肺，而用大黄，非理也。费建中曰：毒出郁伏而重者，重与之攻，而轻与之散，此方是也。

保元汤

人参二钱　黄芪三钱　甘草一钱　肉桂春夏二三分，秋冬六七分

上㕮咀，水二钟，煎六分，去滓，温服。

元气者，未生之前所固有之气也。不用升降固涩疏泄，但维持调护之，故曰保元。魏桂岩分四时之轻重，治痘家热伤元气，气虚顶陷，血虚浆清，痘色与肉色一般，干燥平塌，皮薄发痒，头温足冷，求一热症而不得者，用之殊有神功。人参、黄芪不能从血透表，必借肉桂入血推动其毒，而后人参、黄芪之力乃能内托透表。

第桂性刚速，非甘草和缓，亦不循循善导。补不用术，恶其燥也。泄不用茯苓，恶其渗也。入血不用川芎、当归，恐其辛散也。保护不用芍药、地黄，恐其酸敛凝滞也。止用性柔者以养阳，是亦少火生气也欤。东垣治慢惊风土衰火旺之方，今借以治痘，内补营血，外护卫气，滋助阴阳，作为浆水，诚出化裁。

参归鹿茸汤

鹿茸_{酒炙，去毛，三钱} 人参_{一钱二分} 绵黄芪_{蜜炙，一钱五分} 当归身_{酒洗，一钱五分} 甘草_{炙，六分} 生姜_{一片} 龙眼肉_{三个}

上用水煎，去滓，入醇酒一杯，温服。

鹿茸汤，提浆之方也。形呈乎气，毒载乎血，痘浆之成，必赖气足，乃能领血载毒而出，化为浆水。若元气衰弱，则血寒而缩，气血冰伏，毒必内陷，外见空窍，顶平淡白，根无红晕，内则寒战咬牙，泄泻肢冷食少。当用鹿茸为君，从命门督脉升阳于巅顶，以人参、黄芪、炙甘草补助气升，以当归、桂圆、生姜补助血行，再加醇酒流畅气血，达之于表，则头面之浆先足。《金镜录①》有言，头面苍蜡，见之切莫慌张，其斯之谓欤！若未服是汤，周身痘色皖白，根无红晕，而头面

---

① 金镜录：即《敖氏伤寒金镜录》，简称《伤寒金镜录》，元·杜碧撰，系我国早期舌诊专著，全书共叙三十六舌，并附简图。

绛雪园古方选注

之浆渐呈蜡黄者，此或毒重冰伏，即宜详审，切勿轻用。盖人参、黄芪、鹿茸亦可提毒于胸，以致气高而殒，不可忽也。

十一味木香散

木香　丁香　桂心　诃子　人参　半夏　青皮　甘草　前胡　大腹皮　赤茯苓各等分

每服五钱，姜三片，水一大钟，煎六分，温服。

木香散，手太阴、阳明之方也。肺气表虚，变为寒燥，毒陷泄泻，里虚表白，白必灰，灰必陷，泻必胀，胀必毒滞。症因表虚而变，内毒不透，当以破滞透毒为先，补虚止泻次之。故君以木香顺气散滞。丁香赞助元阳，肉桂温表虚，转灰白为红润，诃子破滞气，又能止泻，青皮破下焦之滞，胀宽则毒松，腹皮宽膨消毒，其功莫大，半夏通阴①，甘草和中。人参佐暖药和阳，扶破药养正。使以前胡清肺，赤茯苓泻心，俾心肺宁而营卫和，且热药不伤肺，破药不伤营也。

十二味异功散

人参七分　白术七分　肉桂七分　附子五分　半夏五分
丁香　木香　当归　肉果　陈皮　厚朴　茯苓各七分

每服五钱，生姜三片，大枣二枚，水一大钟，煎六分，温服。

---

① 阴：介景楼本作"阳"。

异功散，治脾肾里虚之方也。脾不升浆，变为寒湿，里虚泄泻，毒因陷伏，头虽温，足乃冷，腹胀喘闷，寒战咬牙。证因内虚而变，故方中破滞之味轻，助阳之力大。人参、茯苓和胃，白术、广陈皮健脾，俾胃暖脾温而营卫无滞，自能升提痘毒，出于皮毛。附子理虚寒而收战栗，肉桂鼓阳气以安塌痒；丁香安胃，木香理脾；半夏破滞化痰，厚朴温胃破滞，肉果温脾止泻，当归活血成浆。表虚里实，独用生姜；里虚表陷，干姜、大枣并用。

鸡鸣散

牛蒡子炒香研细，临服加入雄鸡血五匙，状元红少许，调匀，以炒荆芥三分，煎汤送

鸡属巽风，其性应日而动，当其引颈长鸣，阳升于顶之候，剪取冠上之血，故曰鸡鸣。痘发四五日，毒壅不宣，此散妙在止用牛蒡子、荆芥二味表药，助鸡冠血升毒于六阳之首，使头面浆足，便可无虞。今人则不然，不分头面肢体，不论朝数，乍见浆清，辄用鸡冠血提浆，佐以桑虫酒酿服之，燥痛异常。又有可以收成之痘，如头面浆浓，肢体浆清，过十朝仍然如乍，必俟头面结靥，而周身浆足，周身结靥，而下体浆足，此乃名为三截痘，若误用鸡冠血提浆上升，必然伏毒于胸，结毒于肺，乃至胸高气喘而殒，予女八岁，得三截痘，误用鸡冠血、桑虫致殇，深可悲夫！

鸡屎丸

鸡屎一堆，溏而有尖，白色者良　六一散三匙　冰片少许，为衣

上丸，如绿豆大，灯心汤送下。按：岐伯治臌方，用醴去屎，今痘家用屎者，取浊阴也。但婴孩不能用丸，亦可用屎浸醴调六一散服，勿用冰片。

治痘用浊阴方甚多，如人中黄、人中白、童便、金汁，皆不足为异。至于人粪、牛粪、犬粪、猫粪，咸用砻糠火煅过为方者，世人畏而罕用，余亦不及详考。若夫鸡屎醴，自岐伯用起，后人因以治病，都取其发散利小便之功。今火毒发痘，躁热如焚，喉痹声哑，畏明谵语，一切苦寒剂所不能胜者，无如鸡屎醴为最。鸡为巽风，善动之畜，其屎为浊中之浊，阴中之阴，能直透至阴以涤其火毒。复以六一散外开玄府，宣发火毒，达于阳分。以冰片为衣，掩其臭气，并藉此以开泄内外脉络诸窍，佐六一散而成发汗泄热之功，庶可劫夺汹涌火毒之势，然后药亦与有力矣。贵在用药对证，勿秽贱而忽之。

〔附〕痧　疹

防风解毒汤

防风八分　荆芥八分　薄荷七分　牛蒡子炒，研，一钱　石膏一钱　知母八分　连翘一钱　淡竹叶八分　木通八分

枳壳七分　桔梗八分　甘草三分

上水一钟，煎八分，不拘时服。

痧疹初发，以肺经药主之，风温虽分，逐年岁气杂至，要皆轻清之邪。或从口鼻，或袭三焦，四时皆有，惟春为甚。聂久吾[1]曰：治痧疹最忌误用辛热，骤用寒凉。治以防风解毒汤：防风、荆芥、薄荷、牛蒡以辛散之，石膏、知母、连翘、淡竹叶辛寒以清之，木通通气，枳壳疏表，桔梗、甘草载引诸药以达肺经。仲淳曰：痧疹不宜依证施治，惟当治肺，使痧疹发出，毒解则了无余蕴矣。

竹叶石膏汤

竹叶三十片　石膏五钱　西河柳叶五钱　牛蒡子炒，研，一钱五分　荆芥穗一钱　蝉蜕一钱　薄荷叶一钱　麦门冬去心，三钱　知母蜜炙，一钱　干葛一钱五分　玄参二钱　甘草一钱　冬米一撮

上水一钟五分，煎八分，不拘时服。

痧疹热邪壅于肺，逆传于心胞络，喘咳烦闷，躁乱狂越者，非西河柳不能解。仲淳间尝独用西河柳叶，风干为细末，水调服四钱，喘躁立定，水浆为入口者，灌之可生，力赞其为神秘之方。又云：慎勿用定喘药，惟

---

① 聂久吾：聂尚恒，字久吾，江西清江人，明代医家，进士出身，曾任县官，精于医，著《活幼心法》二卷，《奇效医述》一卷。

应大剂竹叶石膏汤加西河柳两许，另出心裁，立一汤方，表里施治，盖以客邪犯心肺二经，营卫并伤，非独主于里也。大凡灼热固表无汗，而见诸证者，则有竹叶、石膏之辛凉，解肌发汗。热毒蕴里而见诸证者，则有西河柳之咸温润燥，开结和营，以解天行时热。至于十味佐使之药，不外乎润肺解肌，清营透毒，毋容议也。

麻黄散

麻黄_{蜜酒拌炒}　升麻_{酒炒}　人中黄　牛蒡子_{炒，研}　蝉蜕_{去头足，各等分}

上为末，每服三钱，水煎服。

严寒之时，风邪袭肺，玄窍为寒所闭，目微红，泪汪汪，鼻塞喘嗽咽肿，此瘀疹不得出也。治以蜜酒炒麻黄，温卫发汗，酒炒升麻，入营开泄温风，佐以人中黄清解温热，使以牛蒡子、蝉蜕祛风出疹。仲淳曰：肺气虚者，升麻宜轻，重用必喘。学者宜临证斟酌。

猪尾膏_{痘科方}

小公猪尾尖刺血，或半盏，或一盏，入生脑子少许，辰砂一钱，同研成膏，木香汤化下。猪尾性动，生脑性窜，入里治下，与鸡冠血升表治上，二者有上下表里之分。尾血利内窍，破真阴，佐以朱砂安内神，木香汤行外瘀，究非王道之品也。如厚禀孩童，痘发五六朝，表受风寒，内血瘀滞而浆屬，或触秽污，紫黑焦枯，平阔倒屬者，用之可转凶为吉。若内热而变脚阔顶平，色白形空，气血虚倒靥者，用之反凶。

〔附〕幼 科

抱龙丸

琥珀五钱　辰砂三钱　雄黄七钱，香麻油煎十二时，再用水萝卜汁煮　胆星二两一钱　僵蚕四钱，炒，去嘴足　全蝎三钱，研末，用石榴一枚剜空，以无灰酒调末填入盖定，坐文火上徐徐搅动成膏，取出冷用　牛黄一钱　麝香五分　天竺黄七钱　赤茯苓一两

上法制，各为末，蒸饼为丸，金箔为衣，灯心薄荷汤送下。

抱，保也；龙者，肝脏也。肝脏受惊则魂升，撮搦不语，用以熄风化痰，镇惊发音，保守肝魂也。僵蚕、全蝎、薄荷辛以散肝风，天竺黄、胆南星苦辛以泄风痰，辰砂、琥珀安五脏、镇魂魄，雄黄搜肝胆之伏风，麝香利骨髓之伏痰，金箔佐辰砂可镇胎惊，天竺黄佐牛黄可发音声，赤茯苓、灯心草可止夜啼。集肝经之药为复方，初无深义。一方加人参二钱五分，培植正气以御肝风，紫河车三钱五分即蚕休草，切片，黑稆豆制，能伏牛黄、丹砂之毒，并可治惊祛风，二味却有妙义，当纂入方中。

五疳保童丸

大干蟾蜍一个，五月五日收，风干，烧存性　皂角去皮弦，烧存性，一钱　海蛤粉水飞，三钱　麝香一钱

上为末，陈神曲为稀糊，丸如粟米大，每服三四十丸，空心米饮下，日二服。

儿童面黄肌瘦，疳积腹膨，皆由寒痰食积，治以蟾蜍，其性灵异，穴土食虫，主杀疳虫，散结气。时珍曰：五疳八痢咸宜。佐以皂角，通诸经之窍。海蛤粉生于海者，其味咸，能消顽痰，化积聚；生于淡水中者，仅清热利水而已，当用盐水煮十二时。使以麝香，搜骨髓之热，消瓜果之积。时珍曰：酒得麝则败，果得麝则坏，深得用麝之理。丸以神曲，除陈腐也。

按：钱仲阳如圣丸方，白芜荑、川黄连、胡黄连各二两五钱，使君子一两，麝香五分，以干蟾蜍酒煮成膏，为丸，亦一法也。治肝脾疳热，津液干涸，热甚者宜之。

眼　　科

洗肝散

薄荷叶一钱　甘草五分　羌活一钱　防风一钱　当归一钱　川芎五分　山栀子炒黑，一钱　大黄二钱

上为末，每服二三钱，食远沸汤调下。

天行时热，目赤胞肿，怕日羞明。风则散表，热则泻里，风热相兼则用洗肝散表里兼治之。薄荷、甘草清利上焦，开泄肝气，以肝开窍于目也。羌活、防风升发太阳之气，以太阳经有通项入于脑者，正属目系也。当

归、川芎行少阳血分之气，少阳为清净廓，雷风相薄而目赤，必从大眦始也。山栀子能使三焦之火屈曲下行，大黄泻诸实热，且导且攻，热退肿消矣。理明经正，不越治病之章程。

普济消毒饮

黄连　黄芩各五钱，俱酒炒　白僵蚕一钱，炒　连翘一钱　黑元参二钱　牛蒡子①一钱　柴胡　桔梗　生甘草梢各二钱　板蓝根　马勃各一钱　广橘红二钱　升麻七分　人参三钱

上为末，半用沸汤调，时时服之，半用炼蜜为丸，嚼化。

时行疫疠，目赤肿痛胞烂者属湿热。憎寒壮热，头面胀者属风热，此皆邪发于手三阴者也。普济消毒饮本自《局方》，谦甫②遵于其师济源，东垣注释见于《准绳》。黄芩、黄连、连翘、玄参泻心肺之热为君；人参、橘红负荷其正、驱逐其邪为臣；升麻、柴胡伸少阳阳明之正气，桔梗、甘草载引诸药不令下行为佐；牛蒡子散风消毒，僵蚕消风散结，板蓝根解天行热毒，马勃消头面毒肿，使药四味，为诸药驱使于上焦，以成消散之功。手经病在上，故不用下法。

---

① 牛蒡子：介景楼本作"鼠粘子"，系别名，互参。

② 谦甫：罗天益，字谦甫，河北正定人，元代医学家，李东垣之学生，著《卫生宝鉴》《内经类编》。

消障救睛散

石蟹一钱五分，生研 羚羊角一钱，镑 草决明一钱 连翘一钱五分 白蒺藜一钱 龙胆草五分，酒炒灰 甘菊花八分 木贼草五分 汉防己一钱 茺蔚子一钱

水二钟，煎八分，食远服。

白睛翳肉，状若鱼胞浮鳔，世人咸用外点钩割，殊非正治。余因制消翳汤方，功胜钩割。用石蟹为君，味咸性大寒而燥，去湿热，消翳肉，如鼓应桴，堪称仙品。佐以羚羊角之精灵，熄肝风，散恶血，草决明疗青盲，去白膜，连翘泻客热，散结气，专泄大小眦之热，酒炒龙胆退湿热之翳，白蒺藜散风破血，木贼、防己疗风胜湿，甘菊花化风，茺蔚行血，诸药皆入肝经，仍能上行于肺，用之屡验，故敢质诸当世。

磁朱丸①

磁石② 朱砂 神曲

先以磁石置巨火中煅赤，醋淬七次，晒干另研极细二两，辰砂另研极细一两，生陈神曲研极细二两，与前药和匀，更以神曲末一两，水和作饼，汤中煮浮为度，为糊，量加炼蜜为丸，如梧桐子大，每服十丸，加至三十丸，空心清饮汤下。

---

① 磁朱丸：介景楼本作"慈朱丸"，互参。
② 磁石：介景楼本作"慈石"，系别名，互参。

瞳仁散大，孙思邈、倪微德①、李东垣皆言心火乘肺，上入脑灼髓，以火性散溢，故瞳子散大。倪云忌用辛热，李云忌用寒凉，孙云磁朱丸益眼力，众方不及。磁石辛咸寒，镇摄肾精，令神水不外驰；朱砂微甘寒，收纳心经浮溜之火。磁石伏丹砂，水胜火也，故倍用磁石。《易》象曰：水在火上，乃为既济。第磁石入足少阴，朱砂入手少阴，手足经之走殊途，水火之气性各异。故倪曰微妙在乎神曲，非但生用化滞，发生气，熟则敛暴气，今以脾经之药配入心肾药中，犹之道家黄婆媒合婴姹，有相生相制之理。

〔附〕耳鼻科②

桂星散

辣桂　川芎　当归　石菖蒲　细辛　木通　木香白蒺藜炒去刺　麻黄去节　甘草炙，各一钱　白芷梢　天南星煨裂，各一钱半　葱白二茎　紫苏五叶　生姜五片

水二钟，煎至一钟，食后服。一方加全蝎去毒，一钱。

犀角饮子

犀角镑　木通　石菖蒲　甘菊花去蒂　玄参　赤芍

---

① 倪微德：字仲贤，明初医家，著《原机启微》。
② 附耳鼻科：两版本缺，今据目录补。

吴壶济世千秋业

赤小豆炒，各二钱　甘草炙，一钱　生姜五片

水二钟，煎至一钟，不拘时服。

益肾散

磁石制　巴戟　川花椒各一两，去闭口者　石菖蒲　沉香各五钱

上为细末，每服二钱，用猪肾一只，细切，和以葱白小盐①，并药湿纸十层裹，煨令香熟，空心细嚼，温酒送下。

合论桂星散，犀角饮子、益肾散三方，治风虚、风热、肾气厥三者，皆属耳之暴聋，虽各有所因，治不越乎通阳镇阴。《经》言：耳者肾之窍。而心亦寄窍于耳，除膀胱、心包络外，其余十经之络脉，皆入耳中，故其受邪不一，而所因所治亦不一，当各随其经以为治。风为之疏散，热为之清利，气厥则为之通其肾气，镇其逆气。假如风虚耳闭，阴阳乍隔，脉道不利，经气冲击，鼓动听户，而作嘈嘈风雨诸声者，考诸方书，皆以桂星散为主方。取其官桂从里透表，天南星从表达里，佐以六经之药，分布于入耳之络脉，以宣脏腑之气，是仅与人以规矩也。后贤权衡在手，揆度病情，酌而用之，其利溥矣。若水衰火实，热郁于上，而听户玄府窒塞，清神不能通泄而重听者，以犀角饮子独治心

① 小盐：介景楼本作"少盐"，互参。

226

经，俾清明之气，上通于舌，而走于寄窍，则耳受之而听亦聪矣。又若非风、非热、非精脱，而属于肾劳气厥者，耳中混混沌沌①，闭塞不聪，此即《经》言地气冒明也。由于肾经浊阴上逆，蒙蔽其阳，治以益肾散，辛热发其阳，重坠镇其逆。然亦不可久服。河间、洁古二老论曰：耳目不可以温补也。喻嘉言曰：凡治年高肾气逆上而耳不聪者，当以磁石镇之，但性主下吸，不能制肝木之上吸，须佐以地黄、山药等群阴之药辅之，令阴气自王于本宫，不上触于阳窍，自然空旷无碍而能听矣，是亦治肾虚耳聋之良图也。至于精髓告竭，宗脉耗损者，即有填补之方，终难复聪，不复多赘。

芷辛散

白芷一两　辛荑五钱　苍耳子炒去皮，二钱半　薄荷叶五钱

上为细末，每服一钱，葱汤或茶清调服。

《准绳》芷辛散，专治鼻渊。《三因方》易名苍耳散，又谓其统治鼻中之病。按《灵枢》云：手太阴开窍于鼻，而手阳明之脉挟鼻上行。故以白芷入手阳明，疗风去腐；辛荑入手太阴，消涕止渊。然二者性皆外通九窍，升清气于表之功居多。故王好古曰：白芷与辛荑同用，则能入里托散鼻中之病矣。苍耳子善通顶脑，去

---

①　混混沌沌：两版本皆作"浑浑炖炖"，误，今据文义改。

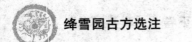
鼻中恶肉死肌，薄荷叶气味俱薄，能清至高之风热。合而言之，风火在上，非辛散不能愈也。再按，《经》言：胆移热于脑，则为①鼻渊，是胆热为病之本矣。余谓前方与黄芩、鲜生地黄、天麦冬同用，以清胆热，亦治本之理软！

咽　喉　科内附口齿

玄参升麻汤

玄参一钱　升麻八分　白僵蚕一钱　牛蒂子②一钱　连翘一钱　防风五分　黄芩六分　川黄连八分　桔梗一钱　甘草七分

上㕮咀，作一服，水二钟，煎八分，稍热噙漱，时时细咽之。仲淳治喉癣，有贝母、花粉、生地黄、竹叶。无黄芩、黄连。

咽喉诸证，历考汤方，皆辛散咸软，去风痰，解热毒，每用噙化咽津法，急于治标而缓于治本，即喉痹之急证亦然。《阴阳别论》曰：一阴一阳结，谓之喉痹。一阳，少阳也；一阴，厥阴也。以一阴为厥阴者，阴阳之序次也。厥阴之上，风气主之；少阳之上，火气主

---

① 为：《素问·气厥论》作"辛頞"。
② 牛蒂子：介景楼本作"鼠粘子"，系别名，互参。

之。风火淫肺，循络而为喉痹。治以牛蒡子，散时行风热，消咽喉壅肿；升麻散至高之风，解火郁之喉肿；白僵蚕得清化之气，散浊结之痰。玄参清上焦氤氲之热，连翘散结热，消壅肿，防风泻肺经之风邪，黄芩、黄连清上中之热毒，甘草、桔梗载引诸药上行清道。急治其标而缓其本者，盖因一阴一阳，各自结于下，无异乎阴阳之别也，治缓则伤人，故当急治其标耳。

《圣济》透关散

雄黄　猪牙皂荚去皮并子　藜芦去皮用仁，各等分

上三味，捣研为散，先含水一口，用药一字许，吹入鼻中，即吐去水，少时涎出立愈。《备急》如圣散有白矾等分。《准绳》一字散有白矾、蝎梢。

缠喉风，喉者，气之门户也。上通肺气，热闭于喉，肿绕于外而颈大，或麻或痒，滴水不入，一息不至，命悬呼吸，舍吹鼻通肺之外治，别无良法可救。藜芦，南人谓之鹿葱，忽地生花，其性迅发，力能透顶，令人善嚏，吐风痰。雄黄性亦升发，佐藜芦之吐，又能解藜芦之毒。猪牙皂荚能开肺窍，善嚏，治喉痹之神药。周文采[1]曰；累用救人，百无一失。《备急》加白矾。宗奭[2]曰：佐皂荚之性，过喉即吐涎，以矾能分膈

---

① 周文采：履历不详，明代医生，著《医方选要》《外科集验方》。

② 宗奭：寇宗奭，宋代药物学家，著《本草衍义》二十卷，载药460种。

下涎也。惟《准绳》再加蝎梢，虽去肝风，与肺经相远。三方止从《圣济》、《备急》，功非浅矣。

玉钥匙

芒硝[①]一两五钱　白僵蚕二钱五分　硼砂五钱　冰片[②]一字

上为末，以纸管吹五分入喉中，即愈。

钥匙者，喻治咽喉功效之神也。自其风邪客于喉间，气郁为热，壅遏而为咽痛；自其火邪生于肺胃，风毒结肿而为喉疼；自其肾虚于下，阳越于上而为咽痛；自其饮酒湿热，脾胃湿热上攻而为咽痛。所因之邪不同，至其乘肺则一也。用芒硝，为朴硝之精结于上，轻清而味咸。热淫于内，治以咸寒。白僵蚕感清化之气，以去风痰。硼砂味苦咸，消上焦热痰，清喉中肿痛，苏颂赞硼砂为治咽喉之要药。冰片大辛，入肺善走，散热破结，是药吹入喉中，火散风消，立时痛缓。惟云治标，未及其本，亦救急之良法。

《圣济》蜂房汤

露蜂房炒　猪牙皂荚炙，去皮子　川花椒去目并含口、炒北细辛去苗，各等分　一方有蛇床子，炒

上捣罗为散，每服一钱匕，水一盏煎沸，热漱冷吐。

齿牙之病，不越乎风火湿䘌、肾虚二者之因。蜂房

---

① 芒硝：介景楼本作"马牙硝"，系别名，互参。下同，不再注。

② 冰片：介景楼本作"片脑"，系别名，互参。下同，不再注。

汤风，风火湿䘌蚛蜃之方也。蜂房、川花椒去风而能杀虫，牙皂、细辛去风之功胜，蛇床子去湿之功多，风湿既去，虫自消灭。按古方渫漱含擦者居多，内服攻毒之方甚少，盖以汤药内走诸络，上循齿牙，莫若外渫功效捷速也。渫，污也，以汤污齿而含也。

东垣神功丸

兰香叶俗名省头草　藿香叶　木香以上各一钱　升麻二钱　缩砂仁五钱　生地黄酒洗，三钱　当归一钱　黄连去须，酒洗，五钱　生甘草三钱

上为细末，汤浸蒸饼为丸，如绿豆大，每服一百丸，加至二百丸止，白汤下，食远服。

神功丸，治湿䘌龈烂之方也。肾为胃关，膏粱酒色之人，肾虚则水道不利，酒肉太过，则湿热蕴积于胃，循脉贯于上龈，而为龈腐之根由也。下龈喜寒恶热，热甚则疳蚀，龈腐袒脱，秽臭不可近。东垣意在清热，仍以去湿为首务。湿淫所胜，治以黄连、木香，以苦燥之，佐以兰香、藿香，以辛散之。热淫所胜，治以木香、砂仁之苦温，佐以升麻、甘草之辛甘，反佐以清胃散中之当归、生地滋湿之品，引领风燥之药，并去其血分之湿热。非东垣具过人之识，不及此也。

《良方》安肾丸

桃仁麸炒　肉苁蓉酒浸，焙　补骨脂炒　干山药　川石斛　白蒺藜炒，去刺　川萆薢　川乌炮，去皮尖　巴戟天

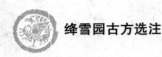

白术

上为细末，炼蜜为丸，如梧桐子大，每服七十丸，空心用盐汤送下。

《五味论》曰：齿①为骨之所终，故齿痛有属于肾者，肾虚则齿豁，精固则齿坚。至其为病，真牙浮动，见冷愈疼，无热无虫，是殆入房竭精，耗散天真，致无根失守之火，挟相火而上淫于齿也。治以肉苁蓉、巴戟天、川乌安肾之阳，萆薢坚肾之阴，石斛清肾中浮游之火，桃仁、蒺藜补肝以安相火，白术、山药健脾以镇浊阴。治虚火不用寒凉者，以肝肾之火号曰龙雷，误用寒凉，不啻天之阴霾四合，益助龙雷之势矣。故肾虚齿痛，当崇土以制之，和阳以安之，其龙雷之火有不翕然而熄者，几希矣。

折伤科

接骨丹

七炁罂口_{古屋上广汉前上层生瓶，年深者良，用纯钢锉生锉末，研之无声，水飞，}一钱　古文钱_{约五百年者良，火煅，醋淬七次，研之无声，如尘者佳，}五分

上和匀，每服七厘，先用甜瓜子仁_{去壳，}三钱嚼烂，

---

① 齿：两版本皆作"肾"，误，今据《灵枢·五味论》改。

吐出拌药，再服下，清酒过口。

〔附录〕**乌古散**邵以正真人方

用路上、墙脚下、往来人便溺处久浸乌碎瓦一块，洗洁，火煅，米醋淬五次，黄色为度，刀刮细末，研之无声，每服三钱，好酒送下，治骨折筋断神效。

罌，小口瓶也。七气者，日月风雨露霜雪也。火土结成，坚刚性利，复借天之七气，能透骨入髓，理伤续绝。古文钱其半两五铢，出自秦汉，红铜者佳，唐时开元钱亦可入药，攻专腐蚀坏肉。陈藏器①曰：能直入损处，焊人断骨。甜瓜子仁开肠胃之壅遏，通筋骨之机关，因丹药厘数甚微，助以入胃转输，为丹药之向导也。乌古散其理相同，取其便捷，故附录于后。

里东丸

五灵脂炒酱色为度，九两五钱五分　番木鳖用麻油在铜杓内煎滚，放在内约二沉二浮即好，十两　穿山甲炒黄焦，二两五钱　地龙韭地者佳，将滚水汤泡熟，在日内晒干，如不干在火上焙干，不得隔夜，九两五钱　黄麻灰切碎，贮阳城罐内，盐泥封固头，大火内煅，三两　麝香三钱三分　芸香即白胶香，枫脂也，二两五钱　乳香去油，一两二钱五分　古文五铢钱火煅，十七个　自然铜火煅红，醋淬，二两　草乌去皮尖，炒，三钱五分　全蝎去尾上钩，一两二钱五分　当归酒洗，一两二钱五分　京墨如方氏陈者佳，火烧烟尽为

① 陈藏器：浙江四明人，唐代药物学家，撰《本草拾遗》十卷。

度，二钱五分

上酒糊为丸，朱砂为衣，蜡丸，永久不坏，每丸一钱五分重，好酒开送下，清晨服时须先略饮食，然后用药，即下部伤亦食后服。

里东丸，少陵僧所传，细绎是方，都用血肉灵动之药，盖草木具无形之气，不足以治形伤也。五灵脂受五行之灵气，迅入肝经，用以利气行血，退肿接骨。番木鳖，形伤者必肿，肿则气凝血死，用以解破处之血热，消形伤之结肿。穿山甲寓水而食，穴陵而居，用以出阴入阳，走窜经络，迅达伤处。蚯蚓上食槁壤，下饮黄泉，用以从阳入阴，取蚓毒攻络内之瘀，更取蚓性逐水解热消肿。四者功专外消结肿，分两独重者，治伤纲领之药也。黄麻灰用以破血利小便，行伤接骨。麝香通关入肾，用以外通百窍，内透骨髓。乳香入心，经言诸痛皆属心火，用以护心托里，昏神定痛。芸香性燥入脾，用以胜肉理之湿，排脓止痛，强筋骨，生肌肉。古文钱，跌扑损伤者，用半两五铢，折伤必然肉败，用以腐蚀坏肉。自然铜性燥破血，用以逐败恶之血。六者去瘀生新，安神定痛，分两次之者，治伤之条目也。草乌，外风袭入破伤之处，即为破伤风，用以祛经络之风，从表而出。全蝎，外风袭入，内风必从，用以直攻破损之处，消散内风。二者非防微杜渐，亦折伤中所必有之证也。当归补营血，用以去瘀生新。京墨灰，涩能固卫气，用以生肌肤，合伤缝。二者各具收成之理。统论全方，虽非控经定证，然其调治折伤之法，井井有条。先退肿，后定痛，腐其坏肉，去其恶血，祛其风，活其血，俾经脉流通，则气血条畅，脂膏流着于伤处，其骨自接。

败蒲煎

败蒲席一握，三寸 久用炊单布一尺，烧灰 绯帛如手大，烧灰 乱发如鸡子大，烧灰 大黄一两，切浸汤成下 桃仁四十九个，去皮尖 甘草如中指节，炙，剉

上七味，以童子小便，量多少煎，汤成纳酒一大盏，次下大黄，去滓，分温三服。先剉败蒲席半领，煎汤浴，衣被盖覆，斯须通利数行，痛楚立瘥。利及浴水赤勿怪，即瘀血也。

《金匮》败蒲煎，治马坠伤者。驰骋之时，阳鼓于上，卒然而坠，伤在于首，病头胀颈粗，发热体痛，故其所治有不同于平常跌扑所伤者。方中多用陈败之物，取其伏阳而行瘀也。败蒲席须作帆之蒲，惟乡船中尝以为卧具者佳，借其精神所凭，可以伏阳，且陈蒲可逐上焦瘀血。炊单布久蒸，则受汤熟之气，可以化阳自熄，退肿除陈。乱发疗惊安神，绯帛行瘀搜伤。大黄、桃仁、甘草，即桃仁调胃承气二汤之义，用以扫除三焦之瘀，外用败蒲沐浴，以逐肌肉筋骨之瘀，内外兼治。非圣心化裁，谁能及此！

吴
壶
济
世
千
秋
业

金镞科

王不留行散

王不留行十分，八月八日采　蒴藋细叶十分，七月七日采　桑东南根白皮十分，三月三日采　川花椒三分，除目及闭口，炒去汗　厚朴二分　黄芩二分　芍药二分　干姜二分　甘草十八分

上九味，桑根皮以上三味，烧灰存性，勿令灰过，各别杵筛，合治之为散，服方寸匕。小疮即粉之，大疮但服之。产后亦可服。如风寒，桑东根勿取之，前三物皆阴干百日。

金刃伤处，封固不密，中于风则仓卒无汁，中于水则出青黄汁，风则发痉，水则湿烂成疮。王不留行疾行脉络之血，灌溉周身，不使其湍激于伤处，桑根皮泄肌肉之风水，蒴藋叶释名接骨草，渗筋骨之风水，三者皆烧灰，欲其入血，去邪止血也。川花椒祛疮口之风，厚朴燥刀痕之湿，黄芩退肌热，赤芍散恶血，干姜和阳，甘草和阴。用以为君者，欲其入血退肿生肌也。风湿去，阴阳和，疮口收，肌肉生，此治金疮之大要。

地榆绢煎

地榆八两，洗净，捣为细末　绢一匹，小薄者

上用清水洗净绢，糊以炭灰，淋清汁二斗，煮绢。

候灰汁尽为度，绢已烂熟，擘得成片段，五寸至三寸，即将绢撤尽灰汁，于清水内洗五六次，令灰力去尽，重入锅内。以水二斗，入地榆末煎煮，熟烂捞起，绢不成片，入砂盆研之如糊。分为四服，用白粳粥饮调，每日空心用一服。服后仰卧，不得转侧、言语。惊动其药食，忌一切毒物，惟食烂黄雌鸡、白米软饭，须将养一月，加意慎护，其药直至损处，补完伤痕。隔日开疮口看之，只有宿旧物出，而无新恶物出。外用长肉散，肉长其痕自合。

绢能接肠补囊及一切脏腑伤残者，得乎桑之力也。以桑受日出之生气，又为箕星之精，故称桑为神叶，蚕食之化为丝，能入脏腑伤处，续绝补破，真有炼石补天之神。地榆能化五金八石，故能疗金镞毒药之伤。王损庵[①]力赞此方神妙。余观《外台》、《千金》疗金刃伤处，以桑线缝之，桑膏涂之，是亦取生气也。

祝由科[②]
符禁科[②]

---

① 王损庵：王肯堂，字宇泰，号损庵，江苏金坛人，明代著名医学家，曾任翰林院检讨，著《证治准绳》四十四卷，另著《郁冈斋笔麈》《医论》《医辨》，编辑《古今医统正脉全书》。

② 祝由科 符禁科：皆为迷信内容，亦与方论无关，故删。

绛雪园古方选注

悬壶济世千秋业

方剂索引

美壶济世千秋业

绛雪园古方选注

吴壶济世千秋业

悬壶济世千秋业

十二画

十三画

十四画

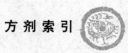